健康三杯茶书系

养肺三杯茶 你会喝吗？

吴大真◎著
良石／整理

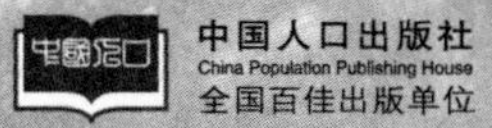
中国人口出版社
China Population Publishing House
全国百佳出版单位

图书在版编目（CIP）数据

养肺三杯茶你会喝吗？/吴大真著；良石整理．—北京：中国人口出版社，2016.4

（健康三杯茶书系）

ISBN 978-7-5101-4230-7

Ⅰ．①养…　Ⅱ．①吴…②良…　Ⅲ．①补肺-茶谱　Ⅳ．①R256.1②TS272.5

中国版本图书馆CIP数据核字（2016）第069664号

健康三杯茶书系

养肺三杯茶你会喝吗？

吴大真　著　良石　整理

出版发行	中国人口出版社
印　　刷	北京凯达印务有限公司
开　　本	787毫米×1092毫米　1/16
印　　张	16.25
字　　数	130千字
版　　次	2016年4月第1版
印　　次	2016年10月第2次印刷
书　　号	ISBN 978-7-5101-4230-7
定　　价	30.00元

社　　长	张晓林
网　　址	www.rkcbs.net
电子信箱	rkcbs@126.com
总编室电话	（010）83519392
发行部电话	（010）83530809
传　　真	（010）83519401
地　　址	北京市西城区广安门南街80号中加大厦
邮　　编	100054

前言

PREFACE

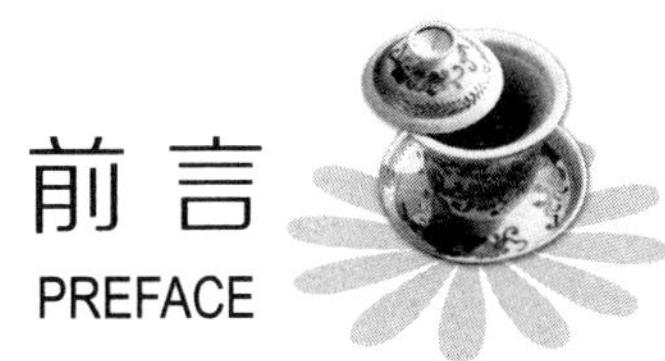

茶饮入肺，妙不可言

严格算起来，我与茶结缘已有50余年。在这段漫长的时光里，我把主要的精力都用在了鲜花养生以及茶文化的推广、实践上。

小时候，喝茶仅仅是我一个习惯而已，不识茶的滋味，不曾注入感情，自然也不懂茶的效用。直到20世纪60年代，我才真正与茶结缘。

那个时候，我被分配到西北高原。我的工作是背着药箱巡回医疗，每天从一个生产队走到另一个生产队。大家都知道，西北农村的自然环境非常恶劣，但只要有土地、水，田头地埂也会开满灿烂的野花。在那个物资匮乏的年代，我决定以花入药，帮助身边饱受病痛折磨的人。于是我参照古籍记载，不断甄选搜集药、食、健三位一体的花朵，然后尝试着把鲜花加入到药剂中，患者们反馈都很满意。从此，我对花的喜爱就一发不可收拾。

经过不断的实践与摸索，我不仅以鲜花治病、养生，还试着将植物的根、茎、叶、皮等部位与茶搭配，冲泡成保健茶饮，功效非常理想。比如，一些年轻女性有时候会出现身上浮肿的情况，这时

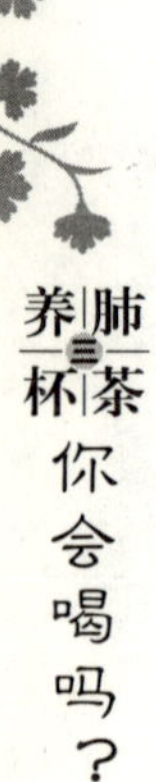

我会让她们泡上一杯艾蒿茶，利尿解毒以消肿；便秘也是困扰现代人的一种病症，当患者找到我时，我开出的“药方”很简单：枸杞子茶，晚上多喝一点，隔天上午便意自会来临；老年人常患有高血脂、高血压、动脉硬化等疾病，我时常为他们推荐的就是山楂茶，因山楂具有活血、消脂、化瘀的作用，用其泡茶，对防治心脑血管疾病非常有益……

我一直致力于花草入茶的研究，迄今为止，我研究保健茶的种类和功用不断地得到丰富和扩充，我尽自己所能地宣传茶饮，用它们帮助过成千上万身体出现状况的朋友，他们最终都收获了健康，这是我人生中十分荣幸和快乐的事。

说完了我的经历，再来谈谈这本书，为什么我会选择这样一门课题？抬头看看窗外，您就自然懂了。时下空气环境非常差，雾霾持续不散，动不动就可吸入颗粒物（PM2.5）“爆表”，而且汽车尾气污染严重，汽车站、公交站、地铁站，站站有“毒气”，加之很多家庭或写字楼内甲醛超标、抽烟者屡见不鲜、核磁辐射不断、饮食不安全等，我们的肺正面临着前所未有的危机。

打个比方，每个家庭都有纱窗，它是抵挡蚊虫灰尘的第一道屏障，然而即使再新的纱窗，经过长年累月的使用，都会堆积厚厚的灰尘，如果不清洗或更换，灰尘细菌会进入室内危害健康。再比如，很多开车人会定期更换空气滤芯，这是因为空气滤芯是发动机的守护神，如果空气滤芯太脏，空气中悬浮的尘埃被吸入气缸中，就会影响发动机的寿命。

同样道理，我们的肺直接与外界相通，对环境的要求很高，最怕污染，也最容易受侵害。假如它承受了许多本不应该承受的负担，就会出现咳嗽、感冒、呼吸道过敏、鼻炎、哮喘、支气管炎、肺炎、肺癌等一系列病症。所以，我有必要替一直为我们任劳任怨工作的肺脏发声，并提供清肺、润肺、健肺、补肺的方法。这正是我编写这本书的缘起。

怎么清肺呢？我会告诉您：喝茶。喝茶除了是件雅事，也是简单易行、效果显著的养肺方式。茶中的多种成分均有较好的保健治疗功能，再辅以不同性味功效的花草药，有助于发挥和加强花草药的利咽润喉、净化气管、清洁肺脏等疗效。久而久之，肺中长期附着的废物就会慢慢排出体外，肺部重回干净、健康的状态。

想象一下，您闲来无事时，泡上一壶漂亮的花草茶，一亲芳泽，氤氲之间，看着花和叶在杯中伸展，香茶先入口，再入腑，既冲走了污浊，濡养了肺脏，又收获了惬意的好心情，个中滋味，包含了说不尽道不明的“妙”，简直可以用“妙不可言”来形容。此种方法操作简单，省时省力，经济实用，疗效确切，一举数得，您又何乐而不为呢？相信通过自我调节，人人都能减少肺病的发病率，收获健康和幸福。

最后我想说，本书得以顺利出版，我要感谢北京良石嘉业文化发展有限公司的石永青先生和中国人口出版社的编辑老师们，是他们的深度策划和精心整理，才使这部装帧精美的书走进寻常百姓家。愿这本书能给您的生活带来一些方便，帮您了解一些关于喝茶清肺的知识。如果这本书的点滴内容能对您起到细微的帮助，我也会倍感欣慰。

我真诚地祝愿天下所有人都能远离病苦，希望我的养肺茶能够走进千家万户的生活，给每一个需要它的人送去健康的福音。

吴大真

2016年于北京

目录

CONTENTS

上篇　以茶养肺，听肺之言

中　篇　清肺保健茶饮

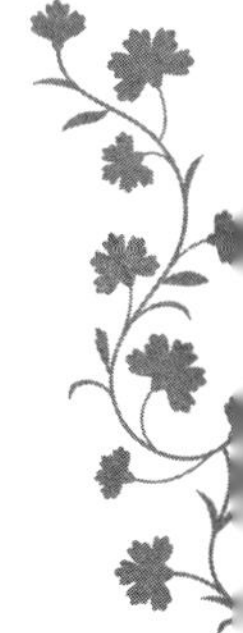

下　篇　对症茶疗，肺安体健

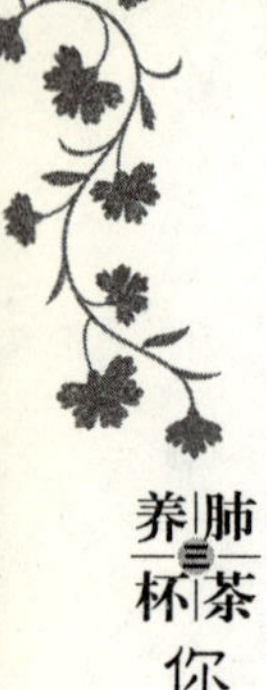

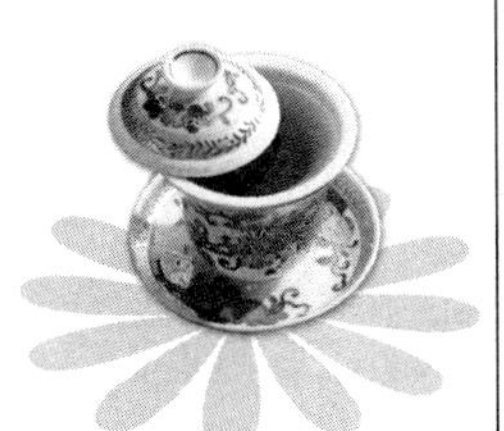

上 篇

以茶养肺，听肺之言

第一章　肺好，疾病少，寿命长

第一节　人活一口气，全靠肺当家
——茶补肺气，告别爬楼就喘

相信每个人都对这句俗语耳熟能详："人活一口气"，中医专家也提出过很多与之相关的观点："养生要养气"，说明健康长寿都离不开对气的保养。但是，这个看不见、摸不着的气到底是什么？我们的肺与气又有何种关系呢？

中医认为，气是人体生命活动中必不可少的原动力。以中医著名经典《黄帝内经》举例，对"气"尤为重视。"气"在《黄帝内经》中共出现了3000多次，是出现最多的一个词，可以说，整个《黄帝内经》都在讲这个"气"。

不仅是《黄帝内经》，我们日常的话语中，也时时处处离不开"气"：我们生气了，叫"怒气冲天"；我们高兴了，叫"喜气洋洋”；我们萎靡不振，叫“泄气”；我们精神抖擞，叫“神气十足”……正因人有了“气”，才可以活着，人一旦“断了气”，生命就终结了。

什么是“气”呢？通俗一点说，气是维持人体各脏腑器官活动的能力，又是维持我们生命活力的一种精微物质，一种无形的能量。它对人体的作用太多了。比如，气可以调节我们的体温，温煦我们的身体；气可以护卫我们的肌表，防止外邪入侵；更可以推动经气的运行、血液的循行，以及津液的生成、输布和排泄。正因如此，中医学才有论讲：“人之有生，全赖此气”，“生命以气为本，气绝则身亡”……

在我们的五脏六腑中，哪个脏器与气息息相关呢？连小孩子都知道，就是肺脏！

如果说，心脏是生命的发动机，肝脏是人体的化工厂，那么肺脏是什么？发动机也好，化工厂也罢，要正常运作都离不开气，而肺脏是进行气体交换，向机体输送氧气的唯一器官，中医将肺的这一功能叫做吐故纳新，医学上则称之为呼吸。

肺主气，司呼吸，其重要性可见一斑。人可以一天不吃饭，不喝水，但是绝对不可以一刻不呼吸。从我们啼哭着来到人世间开始，这第一声啼哭就意味着我们开始进行呼吸了。因为只有当外界气体进入人体时，气流冲击喉部的声带震动，才能发出声音。而从那时起，我们的生活再也离不开呼吸了。

人的一生中，都在不断地进行着新陈代谢，在物质代谢过程中，一方面要消耗大量的清气（氧气），同时又不断地产生大量的浊气（二氧化碳），清气需不断地进入体内，而浊气需不断地排出

体外，这都要依靠肺的生理功能。

人的能量代谢从吃喝进嘴，到转化成气血被人体利用，再到变成二氧化碳、尿液、粪便、汗液排出体外，这个连贯动态的过程中，各个环节都少不了肺。肺既参与气血营养的行程，能量消耗利用，又参与代谢废物排泄。呼吸还关系到大进大出，机体整体水平的代谢，所以肺脏好坏也与一些代谢性疾病息息相关。

我们的肺功能正常，呼吸就会正常自如。如果肺出现了病变，不但影响到呼吸运动，也会影响到身体各个器官的生理功能。而一旦肺丧失呼吸功能，人的生命也随之走向了终点！肺在生命中扮演的角色之重要，不言而喻了吧。

时下，有不少人经常感到气短乏力。和别人爬同样层数的楼，刚上几层就气喘吁吁，不得不停下来歇一歇；平时讲话的声音低弱，老是感到自己上气不接下气，气不够用；而且容易出汗，体力劳动的强度稍大一些就容易感觉累。尤其是患有老年慢性支气管炎、哮喘的人，就更为此感到苦恼了；时间一久，体质发生了改变，变得不耐受寒邪、风邪、暑邪，防御能力下降，容易感冒，发病后难以痊愈……前面说过，肺主气，司呼吸，所以这些都是肺气不足的预警。

这里为大家提供一个小妙招，能够快速测试肺气情况：点燃一根火柴，尽力去吹。如果火柴距离嘴15厘米远却吹不灭，说明测试者的肺功能有问题；如果其距离嘴5厘米还吹不灭，说明测试者的肺气不足，肺功能很差，如肺气肿患者。

有的朋友会问，我们如何补足肺气呢？有一种不必跑医院进药店、轻松易行的方法，就是饮茶。茶是健康饮料，文明饮料，这已是大多数人的共识。目前全球有160多个国家与地区近30亿人喜欢饮茶，因为饮茶既可养生，又能治病。近年来茶叶中的营养成分和药理作用不断被人们发现，其保健功能和防治疾病功效得到肯定。

您可能不知道的是，饮茶对肺脏的好处。茶可以补肺气，比如我们最常见的花茶，性微凉，味甘，入肺、肾经，经常饮用则具有润肺、养肺、美颜的功效。如果用花茶搭配黄芪、桂圆等药材，则可以提高补肺益气的功效，增强口鼻腔黏膜的防御力，所以饮茶，是延缓肺功能衰老、增强肺部机能的有效利器。

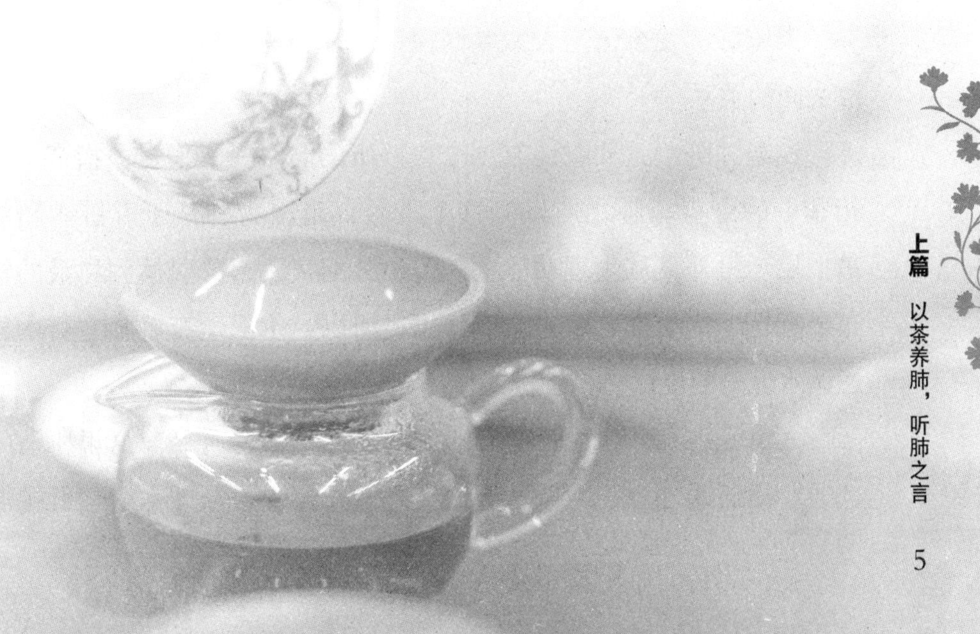

第二节 肺主行水，通调水道
——手边食材泡水喝，二便自然通

当一个人出现水肿、小便不通等水液停聚症状，通常会认为肾脏出了问题，首先从健脾、补肾来进行治疗。其实，很多时候水肿、小便不通并不是因为肾有毛病，而是肺出现了问题。那么，肺脏又是如何影响小便排泄的呢？下面，就请吴教授给我们聊一聊肺与人体水液排泄之间的关系。

大家好，我今天与大家共同探讨的是肺与汗液、尿液等人体水液之间的关系。

说起肺脏，其实它还有一个很好听的名字——华盖，指帝王将相车上的伞盖。肺之所以有这个雅号，是因为肺位于五脏六腑的最上层。另外，从生理功能上来说，肺的宣发肃降对体内津液的输布、运行、排泄具有疏通调节作用，所以，中医学有“肺主行水，通调水道”的说法。

《黄帝内经》中说：“肺通调水道，下输膀胱”。这里所谓的“通”即疏通之意；“调”即调节之意；“水道”即水液运行排泄的通道。由此可见，肺是我们人体水液代谢的重要器官。那么，肺又是如何来完成“通调水道”功能的呢？它的这一功能主要是靠宣发、肃降作用来完成的。肺之宣发，可以将水液散布到全身，这些水液代谢之后变成汗液，经过皮毛排出体外；肺之肃降，可将水液输布于下焦膀胱，代谢之后变成尿液排出体外。

由此可见，人体水液的排泄功能由肺和肾两个脏器共同完成。打个比方说，肺和肾就好比马桶水循环管线的进水管道和排水管道，如果作为进水管道的肺不通了，就冲不了马桶；如果作为排水管道的肾被堵塞了，身体中的水液也会滞留在体内排不出去，此时人体就会出现水肿、小便不利等症状。

在治疗因肺脏功能差而导致的水肿、小便不通等病症时，最常用的方法就是宣肺补肾，即中医治疗中常说的“开鬼门”。这里所谓的“鬼门”，指皮表的汗孔，而“开鬼门”就是让皮肤发汗，即通过发汗的方法，使皮下郁积的水液被排出体外，这样一来不仅水肿现象消失，侵入体内的外邪也会随汗液散发出来。随着肺脏通调水道功能的恢复，水液也会被下输至膀胱，这样一来小便的排泄也畅通无阻了。

除“开鬼门”外，调节肺脏“通调水道”功能还有一个常用的方法叫“提壶揭盖”。我们知道，一个水壶如果盖子扣得太紧，即使壶嘴很大，水也很难从壶中倒出来，就算有水流出，也是点滴而下，极不畅通。若壶盖被打开，就算水壶的壶嘴很小，水也会很通畅地流出来，这就是所谓的“提壶揭盖法”。同样，在我们的五脏中，膀胱就好像一个水壶，而肺就好像盖在它上面的一个壶盖，肺“调通水道”至膀胱，就好像从水壶里倒水，此时如果肺气郁闭，

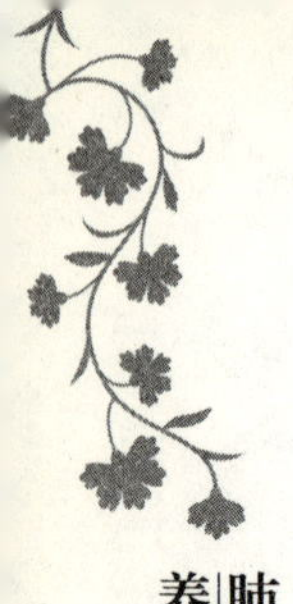
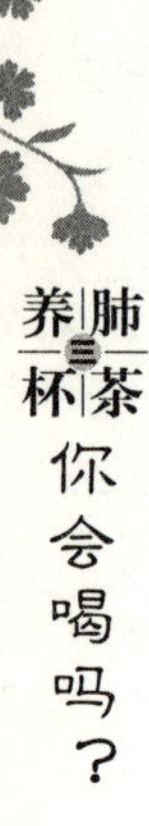

就相当于壶盖紧扣，身体中的水液就无法畅通无阻地被运输至膀胱，此时就会出现小便不利、遗尿等症状。

此时，若从养肾、补肾方面进行调理将是徒劳，因为症结并不是出现在与肾脏相关联的膀胱上，而是出现在肺脏这个“壶盖”上。我们只有通过宣肺气的方法把肺脏这个“壶盖”打开，才能够使水液输之膀胱，并最终排出体外。那么，我们用什么方法来宣肺气以达到“提壶揭盖”的效果呢？最有效的方法当然还是食疗，在这里我给大家推荐几款宣肺、补肺茶疗方。

宣肺、补肺三杯茶

◇1. 杏贝梨梗茶

【原料】甜杏仁3克，甜桔梗3克，川贝母2克，梨皮5克。

【制法】将以上4味茶料洗净、沥干；将甜杏仁、川贝母和甜桔梗研成粗末，将梨皮切细，共同放入纱布袋中，扎紧口，放入杯中；向杯中倒入适量沸水，加盖浸泡25~30分钟。

【用法】代茶温饮，分数次饮完。

【功效】润肺、平喘、宣肺止咳、化痰、润燥通便。

【主治】虚劳咳嗽、大便干结、胸闷、口渴。

◇2. 利痰止咳宣肺茶

【原料】车前子10～15克，橘皮8克，蜂蜜20～30克。

【制法】将车前子微炒黄，橘皮切细；用纱布包好，放入保温瓶中，以沸水适量冲泡，加盖焖15分钟；去渣取汁，加适量蜂蜜调味。

【用法】代茶频饮，每日1～2剂。

【功效】化痰止咳、宣肺、润肺、清热利尿、明目等。

【主治】上呼吸道感染、气管炎、痰热咳喘、小便不利、水肿。

◇3. 绿叶轻体茶

【原料】荷叶10克，薄荷叶3克，淡竹叶6克，绿茶袋1包。

【制法】将以上茶料混合，放入杯中，用500毫升沸水冲泡，浸泡10分钟。

【用法】代茶频饮。

【功效】清热除烦、宣肺、利尿等。本茶方适宜夏季饮用，不仅能够消暑除肺燥，而且有助于改善睡眠质量。

【主治】肥胖、水肿、失眠、心神烦躁不宁等。

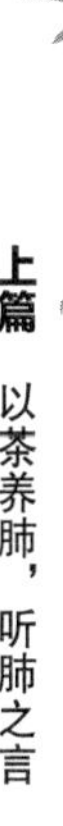

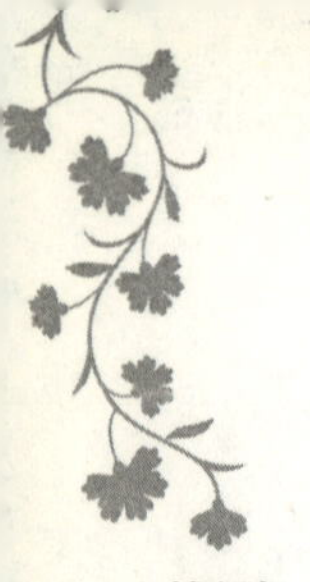

第三节　肺朝百脉，统管气血分配
——选对茶饮，健康一半

人体就好像一台构造精密的机器，分秒不停地运行。五脏六腑、四肢百骸功能的正常发挥，完全依赖气血的濡养。那么，我们的气血由谁来掌控呢？今天，我们请吴教授给我们讲一讲气血与肺脏以及气血与人体健康的关系。

这是个十分重要的问题。在人体器官中，心脏排在第一把交椅。确实如此，心脏是人体的发动机。其实，肺可以排在第二把交椅，在人体脏腑中的地位仅次于心。所以，《黄帝内经》称心为“主君”，而肺为“相傅”。《素问·灵兰秘典论》中说：“肺者，相傅之官，治节出焉。”意思是说，肺就像丞相，就是这个道理。

其实，真正掌控气血运行的正是肺脏，它就像一个“大管家”，统管着全身气血的分配。如果肺脏稍有闪失，就会使机体气血运行不畅，直接影响到五脏六腑的正常工作。而关于肺脏与机体血脉之间的关系，《黄帝内经》中又曰：“肺朝百脉”。那么，什么是“肺朝百脉”呢？它又体现了肺的哪一功能呢？在这里，我需要给诸位详细解释一下。现代人，绝大多数对“肺朝百脉”理解是错误的，认为“朝”就是朝向的意思，而“肺朝百脉”就是肺朝向所有的血管，即把“脉”当做了血管。的确，肺与血液循环有着密切关联，因为我们吸入肺中的氧气，它将会在肺的毛细血管中跟血液结合，使血液变成含氧丰富的血液，当这些血液进入心，心脏会把它泵到全身，以供全身使用。不过在这个环节中，起主要作用的并不是肺，而是心脏。那么，“肺朝百脉”中的“脉”究竟是指什么呢？实际上肺主要朝的是经脉，也就是说，肺不仅协助心脏将血液输送到血管，而且肺将血液输送到全身各处，濡养着人体经脉。

古医书《难经》中说“人一呼脉行三寸，一吸脉行三寸，呼吸定息，脉行六寸”。这里所说的“脉”即经脉的意思，而不是指血管。我们身体中的液体，除血液外，还有组织液，中医认为，经络系统是人体中组织液的通道。比如，当我们的皮肤破了，有时候流出来的并不是红色的血液，而是浅黄色或半透明色的液体，这就是所谓的组织液，中医称之为津液。当营养物质向机体输送时，不仅血管中的血液在运输营养，经络系统中组织液也在运输营养，而且经络与人体脏腑的功能密切相关。那么，人体经络系统这个管道的动力又是从何而来的呢？它们的动力来源于肺，正是肺脏的一呼一吸，推动着经脉的输布功能。这才是“肺朝百脉”的真正含义。

中医还认为“肺主治节”。这个节又是什么意思呢？形象来说，“节”就像竹子的节，具有一定的节奏，也就是说肺管理着我们身体的节奏。也正因为肺的“治节”之功，人体的呼吸才会一呼一吸，平和均匀。在这里，我们可以把人体中的气血比作一碗水，

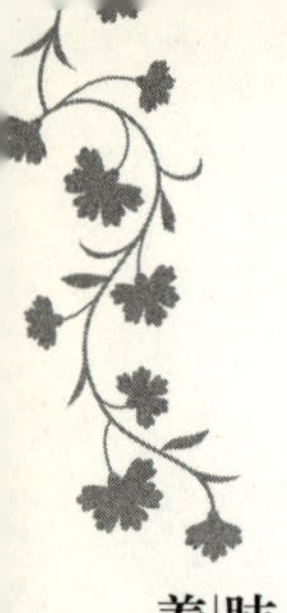

如果肺的呼吸不均匀，就好像频率极快地摇晃碗中之水，很难把水摇出来。那么，如何才能够将碗中的水摇晃出来呢？这就需要有节奏地摇晃，而且频率越均匀，其力量就越会叠加，碗中的水很快就会溢出。同样的道理，如果我们肺脏呼吸不均匀，推动经脉输布的力量就会非常弱，不利于经脉输布对营养物质的输送；相反，如果肺脏呼吸均匀有力，推动经脉输布的力量就会增加，这样一来就会有汗液从身体中排出。所以很多养生方法，比如气功、打坐、瑜伽都以调节人体的呼吸节奏为主，从而使我们身体中的气血运行更有力。

前面我们讲的都是“肺朝百脉”。反过来，肺“治节”功能的完成，也需要心血的濡养，只有“肺”和“心”相互协调，“气”和“血”相互作用，肺才能够更好地完成“肺朝百脉”统管血液分配的功能。若机体出现“肺气虚弱”或“心血不足”，都会导致“百脉”运行失常。比如，我们常见的慢性气管炎、肺气肿、肺结核、支气管扩张等病症，都可能会导致肺源性心脏病的发生。所以，要想让“肺”当好气血的管家，更好地濡养我们的身体，服务我们的五脏六腑，还要从补充气血做起。而要想补充气血，食疗方法是不错的选择，比如食疗中的饮茶养生，不仅省钱、省力，而且方便、有效。

我认识一朋友老张，由于工作压力大，四十出头就患了高血压。自从此病缠身，他常常是头晕目眩，大脑迷糊，严重时低压120（mmHg），高压180（mmHg），服用降压药也没有明显效果。作为单位里的技术开发人员，这些症状已严重影响到他的工作。既然药物不管用，老张就想试一试中医食疗的法子。在我的推荐下，他每天坚持服用黄芪补气补血茶，大概半年的工夫，不仅血压降下来了，脸色也红润了，而且精气神也好了起来。《黄帝内经》中说："气血失和，百病乃变化而生"。这句话意思是说，人体的气血充盈调和，气血充足，身体的四肢百骸、五脏六腑才能够得到濡养；气血不足，则将会百病丛生。而朋友老张之所以会出现头晕、目眩等症状，正是因为气血虚亏，没有足够的气血来营养大脑。

补气养血三杯茶

◇1. 黄芪补气补血茶

【原料】黄芪10～15克，西洋参3～5克，枸杞子6～10克，黄精10克。

【制法】将茶料放入杯中，以适量开水冲泡，浸泡5～10分钟。

【用法】代茶频饮。每日1剂。

【功效】调气血、通经络、滋肾润肺、补气补血等。

【主治】高血压、气血不足等病症。

◇2. 桂圆红枣茶

【原料】桂圆10克，红枣10颗，红糖、蜂蜜适量。

【制法】将红枣洗净去核，桂圆去壳去核，用剪刀剪碎（越碎越好），以便煮烂；把剪碎的红枣和桂圆放入锅中，加水两碗，大火烧开后调小火，焖煮至水分收干；加入红糖，用勺子按压、搅拌至全部融化；将熬好的汁液装入干净的瓶子中，等瓶子不烫手的时候加入少许蜂蜜；将熬制好的桂圆红枣茶放入冰箱储藏，喝时兑水稀释饮用。

【用法】代茶频饮。

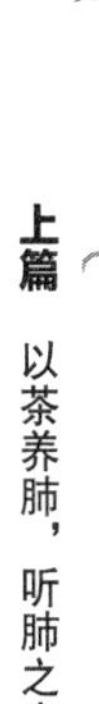

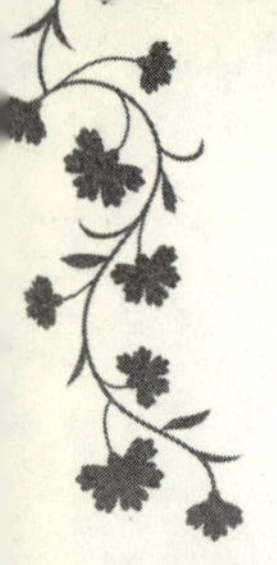

【功效】补心脾、益气血、安神、润肺等。

【主治】倦怠无力、失眠健忘、痔疮出血、缺铁性贫血等症。

◇**3. 韭汁红糖饮**

【原料】鲜韭菜300克，红糖100克。

【制法】将韭菜择洗干净，沥干水分，切碎捣烂取其汁液；将红糖放入锅中，加入清水少许煮沸，待红糖融化后放入韭菜汁搅匀。

【用法】代茶频饮。

【功效】温经、补气、补血等。

【主治】气血两虚所致痛经、面色苍白等症。

第四节　皮肤好坏，关键在肺
——肺主皮毛，养肺就是养容颜

众所周知，爱美是人的天性，如果一个花容月貌的女子，再配上肤如凝脂的肌肤，就会成为众人瞩目的美人儿。然而，走在大街上，我看到很多人的皮肤并不是太好。正因如此，很多人不惜花费重金来保养自己的皮肤。目前，美容专家对皮肤保养有各种各样的理论和说法。我们也不知道哪种说法是正确有效的，简直是一头雾水。吴教授，您能不能给大家讲讲皮肤好坏到底与什么有关？我们应该怎么做才能让自己的皮肤棒棒的呢？

关于皮肤保养问题，市面上的很多理论并没有说到点子上。正所谓“打蛇打七寸”，只有抓住关键点，才能真正有效地解决皮肤问题。事实上，中医早就对皮肤问题进行了系统的研究，这一切都在典籍中详细记载着呢！

中医认为，皮肤好坏的关键在于肺。相信凡是学过中医的人，都听过“肺主皮毛”这四个字，这就告诉我们，一个人肺的好坏直

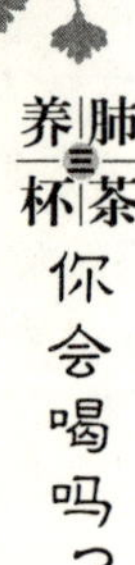

接影响到皮肤的质量。《黄帝内经》中曾多处记述肺与皮毛之间的关系，如《素问·经脉别论》中曰：“脉气流经，经气归于肺，肺朝百脉，输精于皮毛。”也就是说，肺是给皮毛运送营养的脏器，如果一个人的肺功能不好，就会出现皮肤粗糙、面容憔悴、毛孔大、肤色黯淡无光等问题；反之，如果一个人把肺养好了，自然就会肤如凝脂、面色红润、人见人爱。当我们看到这样的人站在自己面前，都会由衷地称赞：“哟，你的气色真不错！”摸着自己粗糙暗黄的脸，我们是真心羡慕嫉妒啊！

我问大家，你们什么时候感觉自己的皮肤最差？是不是秋冬季节？确实如此，每年的秋冬季节，尤其是干燥寒冷的冬天，人们最怕什么？当然是上火。上火虽然是常遇问题，但当火邪侵入肌体，则会严重损伤五脏六腑，尤其对肺的损伤更为严重。寒冬之时，因天气寒冷，皮肤毛孔闭合，汗液排出较少，阳气内收，再加上冬季人们喜欢吃温燥食物，导致体内阳气亢盛。燥火之气往外散发不出，内热又泄不掉，火气憋在体内，使肺火丛生、大肠传导失常。大肠传导功能失常，身体则会出现排便困难，而便秘又会影响人体内毒素的排出。当毒素在体内积累得越来越多，痤疮、风疹、酒渣鼻、牛皮癣、皮肤过敏等各种皮肤病症接踵而至，令爱美之人不胜其忧。

一个人如何做才能够面色红润、皮肤细腻呢？其首要任务就是补气，而补气的关键是补肺气。我原来讲过“肺主皮毛”“肺与大肠相表里”的中医理论，也就是说，肺脏通过自身的宣发作用，把肠胃中的水谷精华输送到皮毛，以滋养身体各个部位的皮肤、肌肉。我们经常会发现一些女性朋友年纪轻轻脸上就出现皱纹，常常伴有脸色苍白、萎黄、色素沉着等肌肤症状，其病症根源就在于肺气不足，最终导致机体气虚血少、津血缺乏，从而无法滋养润泽肌肤。这类女性如果要改善皮肤状况，就不能总是迷信那些进口的高级化妆品之类，抹上去即使自我感觉不错，那也只是一时的表面功夫，根本改变还是要靠调理肺功能，补足肺能量！

其实，肺气不足不仅会造成人的“颜面”问题，更为严重的是，肺气不足的人更容易患肺痨之症。看过《红楼梦》的人都知道，林黛玉虽才情过人、心比天高，但由于肺痨缠身，年纪轻轻就命丧黄泉，落了个命比纸薄的下场，为原本美好的人生留下无尽遗憾。当然，并不是每个肺气不足者都会像林黛玉那样年少夭折，现代医学越来越高明，死亡情况越来越少见了，但肺气不足终归会给我们的身体带来这样或那样的问题。所以，要想身体好，肺脏一定要养好。

尤其在秋冬或冬春交替之际，肺脏更容易受外邪侵袭，使我们的肌肤出现各种各样的问题。我要提醒大家的是，无论是男人还是女人，面子问题都很重要。而要想挣足“面子”，使自己拥有光滑润泽、弹性十足的好皮肤，就要善于在补肺上下功夫。

在这里，我们给大家推荐几款既可补肺养肺又能美容养颜的茶方。

养肺美颜三杯茶

◇1. 三花陈皮茶

【原料】玫瑰花60克，金银花60克，茉莉花30克，陈皮60克，甘草30克。

【制法】将全部茶料分成10份，分别装入10个茶包中。每次取1袋，以沸水冲，马上倒掉，再次冲入沸水，浸泡20分钟。

【用法】代茶频饮。

【功效】清肺热、理气、健胃等。

【主治】青春痘、口腔异味、急、慢性肠炎等症。

◇2. 黑豆麦片桑叶饮

【原料】黑豆30克，麦片30克，桑叶12克。

【制法】将黑豆用清水泡3～6小时，然后将黑豆、桑叶洗净，放入锅中，加适量水用猛火烧沸，再改用小火煮1小时，滤取药液加入麦片煮沸即可饮用。根据个人口味可加入1～2匙蜜糖，不仅可以调味，而且能够增强药效。

【用法】代茶频饮。

【功效】清肺养颜、益眼明目等。

【主治】皮肤干燥、粗糙、无光泽、色素沉着、无弹性等症。

◇3. 牛奶红茶

【原料】鲜牛奶100克，红茶1克。

【制法】将红茶煎浓汁，再将牛奶煮沸兑入红茶汁中，搅拌均匀。

【用法】代茶频饮。

【功效】益气填精、养颜润肤等。

【主治】皮肤萎黄、干燥、无弹性等症。

第五节　肺开窍于鼻，鼻炎鼻塞都找肺
——一把茶壶，治好鼻问题

鼻炎是一种常见病，在座的朋友中十有六七都曾经患过此病。很多人认为鼻炎是小病小恙，对它并没有足够的重视。实际上鼻炎不仅会出现鼻塞、打喷嚏等症状，严重者会影响睡眠，比如很多人在夜间常会因为鼻子不通气而憋醒，这正是鼻炎惹的祸。尤其是过敏性鼻炎，更需要从调整体质上进行治疗。那么，治疗鼻炎有哪些好方法呢？下面请吴教授给我们聊一聊对付鼻炎的灵方妙招。

说起鼻炎的调理治疗，我在这里首先要告诉大家：鼻炎并不是鼻子出了问题，而是我们五脏六腑中的肺出了毛病，鼻子只是一个替罪羊罢了。所以，我们在治疗鼻炎、鼻塞等病时，不要只在鼻子上下功夫，而应该从肺上根除病症。

由于生活环境和生活习惯所致，患鼻炎的人越来越多。在治疗鼻炎时，西医首先想到的就是消炎。那么，“炎”究竟是个什么东西呢？“炎”字由上下两个“火”组成，从中医角度来解释，所

谓“鼻炎”，就是鼻子中有火了。那鼻子中的火又是从何而来呢？《黄帝内经》中曰：“鼻者，肺之官也”，也就是中医理论中常说的“肺开窍于鼻”。所以，鼻子生病与肺脱不了干系，而鼻子上火，则说明肺中有火了。当鼻子里面的“火”越多，相对于外边就越凉，于是就会鼻塞、流鼻涕，这就是所谓的鼻炎。

那么，鼻炎病症如何来调理、治疗呢？在治疗鼻炎、鼻塞时，要善于利用宣肺之法。比如，每天用两个大拇指按摩鼻翼处的迎香穴，可以缓解鼻塞症状；而针灸列缺穴，则可治疗过敏性鼻炎。不过，要想从根本上治疗鼻炎，需要表里兼顾，从清肺益气上下功夫。下面给大家推荐几款具有清肺理气、通窍消炎功效的茶方，以改善鼻炎、鼻塞症状。

理气通窍三杯茶

◇1. 白芷绿茶饮

【原料】白芷5克，甘草3克，绿茶3克。

【制法】将白芷、甘草放入锅中，加清水600毫升，煮沸5分钟后加入绿茶浸泡。

【用法】代茶频饮。

【功效】在此茶方中，白芷性温味辛，祛风湿、活血、止痛、通鼻窍；甘草、绿茶两者益气、止咳、清热、解毒。因此本茶具有解表祛风、解毒、消炎等功效，

【主治】感冒、头痛、鼻炎、鼻塞等症。

◇2. 双子通窍茶

【原料】菟丝子9克，枸杞子15克，乌龟壳12克，山药9克，牛

膝10克。

【制法】将以上各味茶料一同入砂锅，加水同煎汤，去渣取汁。

【用法】代茶饮服。

【功效】清肺补肾，祛腐通窍。

【主治】慢性化脓性鼻炎。

◇**3. 苍耳白及茶**

【原料】苍耳子12克，白及9克，葱白3根（切细），茶叶2克。

【制法】将以上4味茶料研制成粗末，以沸水冲泡，焖放片刻。

【用法】代茶频饮。

【功效】在此茶方中，苍耳子性温味辛、苦，归肺经，具有散风通窍、祛风湿等作用；白及性寒味甘、苦、涩，归肺、肝、脾、胃经，具有抗菌、止咳等功效；葱白性温，味辛，归肺、胃经，具有发汗、解表、散寒通阳等功效。所以，本茶具有抗菌、通鼻窍功效。

【主治】敏感性鼻窦炎。

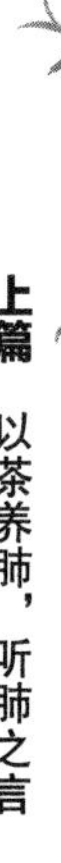

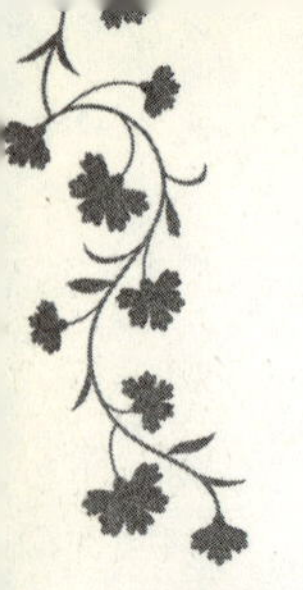

第六节 肺为娇脏，易受伤，易早衰
——香茗一瓯，养肺效果翻倍

前不久在某养生杂志上看到一组有关人体器官开始衰老顺序的数据：大脑衰老20岁；肺衰老20岁；皮肤衰老25岁；肌肉衰老30岁；头发衰老30岁；性器官衰老35岁；乳房衰老35岁；眼睛衰老40岁；心脏衰老40岁……这一个又一个的衰老年龄把人看得触目惊心。更为可怕的是，我们赖以呼吸的肺脏，在20岁时就开始衰老了。那么，我们应该如何来保护肺脏这个"娇小姐"呢？今天，吴教授将和大家共同探讨"护肺"大法，以延长我们肺脏的寿命。

肺脏掌控着我们人体的呼吸功能，需要分秒不停地工作。中医认为，肺脏的健康关乎着人之性命，这正如清代名医江笔花所说："肺气之衰旺，关乎寿命之短长。"然而，娇贵如大家小姐的肺脏，却又是诸多脏器中最容易"早衰"的一个，正如主持人所说，在风华正茂二十几岁的年龄，肺脏的衰老就已经开始了。比如，运动领域中的运动员，他们事业的黄金期是20岁以前，不少运动员在二十几岁时就不得不退役了，其根本原因在于，他们的肺脏在二十岁时开始逐渐衰老，当运动员到了二十几岁的年龄，他的肺活量早已比不过十七八岁的年轻人，肺活量不足，运动量上自然也就输给了对方。

那么？人的衰老为什么与肺有关？肺脏又为何会出现“早衰”现象呢？中医认为，肺为人体十二经脉之始，主气司呼吸。通俗来说，肺是人体与外界进行气体交换的中心，是我们身体的氧气库。从肺脏的结构上来说，肺脏上有7亿多个肺泡，若舒展开来，其面积可达80平方米。我们正常人每分钟呼吸16次左右，每天呼吸23000次。只要生命存在，肺脏一天24小时都要呼吸不止、操劳负重。可以说，这正是肺脏早衰的重要原因之一。

另外，《黄帝内经》中曰：“邪之所凑，其气必虚”。现如今，空气污染严重，雾霾早已如空气一样与我们形影不离，雾霾中所含的灰尘、细沙、病毒、细菌严重伤害了我们的肺脏。当肺脏受外邪侵袭，肺气则会虚衰，而肺气虚又会导致肺功能下降，肺宣降失常，如此一来不仅会使人体出现气短喘促症状，而且更容易受外邪侵袭，引发各种疾病。

现代医学也发现，人的寿命与肺活量大小密切相关，而且肺活量大小是衡量一个人健康与否和精力好坏的重要标志。随着年龄的增长，人的肺脏出现逐渐衰老迹象，比如很多人刚到40岁，稍微运动就气喘吁吁、上气不接下气，一副老态龙钟的模样。其根本原因是，当人的年龄增长，其控制肺脏呼吸的肌肉和胸腔会变得僵硬，导致肺脏运转困难，肺活量逐渐下降。由于肺的呼吸功能减退，机体能够获取的氧气量也随之下降，难以满足各个组织、器官对氧气

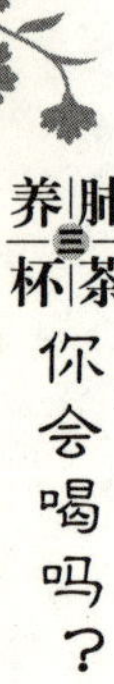

的需求。而大脑作为耗氧量最大的器官，它占全身耗氧量20%，若大脑出现供氧不足，则会影响脑组织代谢，脑细胞也会因为缺氧变得死气沉沉，毫无活力。如此以来，将会加速脑组织衰老，从而缩短了人的寿命。

那么，我们怎么来检测自己的肺脏是否衰老呢？在这里，给大家介绍几种肺衰老最常见的典型表现：每次流行性感冒，定是在劫难逃，就算身边有人患普通感冒，也总是少不了他，而且这类人很容易患支气管炎、肺炎等病；经常有喘不过气的感觉，为缓解症状，会有意无意地深呼吸；经常有口干、咽燥等症状，当锻炼身体时常伴有干咳；肺活量下降，稍有运动或体力劳动，就感觉气不够用。

听到这里，很多人开始在心里嘀咕："吴老师，既然肺脏关乎我们的生死性命，我们要如何来延缓肺脏的衰老呢？"答案只有两个字：补肺！那又如何来补肺呢？日常养生中，补肺的方法五花八门，不过在诸多的补肺法中，茶是最为有效易行的方法，在这里我还是"茶"字当先，给大家推荐几款养肺、补肺茶。

补肺延年三杯茶

◇1. 人参补肺茶

【原料】东洋参12片，麦门冬10粒。

【制法】将麦门冬放入茶壶煮5分钟后，放东洋参，浸泡出味道即可。

【用法】代茶频饮。

【功效】补肺、调气、抗氧化，有效延缓肺脏衰老。另外，中医认为“肺主皮毛”，所以经常饮用本茶还具有美容养颜、滋润皮肤的作用。

【主治】气血不足、久病体虚、面色苍白、皮肤干燥无弹性等症。

◇**2．甜甜桑银茶**

【原料】甜杏仁5克，甜桔梗4克，银耳3克，桑叶2克。

【制法】将甜杏仁、甜桔梗清除杂质，洗净、沥干；将银耳洗净，浸泡至软，切碎；将桑叶去杂质、洗净、沥干、切碎。将以上茶料装入纱袋中，扎紧后放入茶杯，以沸水适量冲泡，浸泡15～20分钟。

【用法】一日分两次温饮。宜长期饮用。

【功效】清肺、润肺、补肺气、宣肺化痰。

【主治】肺气虚弱引起的慢咳、轻咳、口咽干燥、咳嗽痰多、气短等。

【主治】肺气虚、慢咳、轻咳、口咽干燥、咳嗽痰多、气短等症。

◇**3．黄芪补肺茶**

【原料】黄芪3钱，沙参5钱，红枣（去核）4颗。

【制法】将以上茶料分成4份，每份加入沸水250～300毫升，焖泡3～5分钟后饮用。

【用法】代茶频饮。

【功效】补气升阳、祛风散寒、延缓肺衰老。

【主治】喉咙燥痒、咳嗽不止、气虚阴伤、自汗口渴等症。

第二章　肺健康拉响警报，以茶洗肺刻不容缓

第一节　穹顶之下，肺脏之殇
——十面霾伏，两滴茶饮

我们赖以呼吸的空气质量越来越差。抬头看天，大家是不是很怀念多年前那湛蓝干净的天空？遗憾的是，它早已变成了在重大节日才偶尔呈现的“蓝”。既然我们生活的大环境难以改变，唯一可以做的就是改变身体的“小环境”。那么，在“十面霾伏”的威胁中，我们应该如何防雾霾呢？今天，我们就请吴教授从中医的角度来讲一讲雾霾天气中的自我保护法。

不知从何时起，“雾霾”已成了出现频率极高的流行词，无论是在网络中，还是在现实生活中，有关雾霾的话题五花八门。大家一听到“雾霾”这两个字，唯恐避之不及。什么口罩啦，防雾霾纱窗啦，空气净化器啦，都是大家用来对付雾霾的常用“武器”。

那么，雾霾究竟是何方妖怪，它又具有哪些杀伤力和破坏力

呢？要想弄清楚这些问题，我们首先要搞懂雾霾是什么东西。所谓雾霾，顾名思义即“雾”和“霾”。从表面上看“雾”和“霾”都是视觉障碍物，但它们在物质成分上却有着很大区别。雾由地面空气中的水汽凝结而成，当空气温度比较低时，空气中的水蒸气就会凝聚成小水滴悬浮于空气之中。由于不同时间段空气中的湿度不同，所以雾具有早晚较浓而白天相对减少或消失的规律。而“霾”即空气中极细微的灰尘、细砂、病毒、细菌、一氧化碳、氮氧化物等混合在空气中的有害物质。“霾”是一种严重的空气污染，即对空气中各种悬浮颗粒物含量超标的一种笼统性表述，尤其是雾霾中的PM2.5（空气中直径小于或等于2.5微米的颗粒物）被认为是造成雾霾天气的元凶。

在正常的空气环境中，人体每次呼吸大约吸入50万个微粒，而在雾霾天气中，吸入的微粒数量比正常情况下多100倍，这些悬浮于空气中的粉尘、烟尘、尘螨都是支气管哮喘者的过敏原，当这些物质刺激呼吸道，会出现咳嗽、胸闷、呼吸不畅等症状，诱发神经系统、心血管系统、呼吸系统、内分泌系统各种疾病，尤其对肺脏的伤害最强，可引发急性上呼吸道感染、支气管炎、肺炎、哮喘等呼吸系统疾病。

穹顶之下，雾霾无孔不入。那么，我们如何来对付雾霾呢？我在这里需要提醒大家，应对雾霾需要从多个角度着手，比如出门戴口罩、避免早晚雾霾严重时出门，房间中安装空气净化器。但是要在“十面霾伏”的环境中免受“肺脏之殇”，那就需要提高机体免疫力，并增强我们的肺功能。下面我从中医食疗的角度给大家推荐几款养生茶，这些茶方不仅能够预防感冒、咳嗽等呼吸系统疾病，

更是雾霾天气的清肺良方。

清肺抗霾三杯茶

◇1. 雾霾清肺茶

【原料】罗汉果20克，乌梅15克，百合10克，广金钱草10克，罗布麻10克。

【制法】以上茶料煎水。

【用法】代茶饮，每天数次。此茶最好在午饭后饮用，由于清晨雾霾较浓，中午时差不多已经散去，因此人在上午呼吸的尘埃、病毒较多，午饭后喝上一杯清肺茶，可及时清理吸入我们肺脏的有害物质。

【功效】清肺、利肺、润肺养阴、温中行气、抗病毒，防霾清肺、预防呼吸道感染，是防雾霾的首选茶方。

【主治】呼吸道感染。

◇2. 润肺金菊茶

【原料】金银花15克，菊花15克，桑叶20克，薄荷3克，甘草3克。

【制法】将以上茶料放入杯中，用开水冲泡，焖放15分钟。

【用法】代茶饮服。

【功效】清热解毒、润肺止咳、安神。

【主治】既能治疗咳嗽、感冒等病症，且能清理肺脏中的有毒物质，预防雾霾对肺脏的伤害。

【主治】咳嗽、感冒、呼吸道感染等症。

◇3. 姜枣茶

【原料】生姜5片，大枣10枚，绿茶5克。

【制法】煎茶汤。

【用法】早晨起床热饮。

【功效】在此茶方中，红枣性温，味甘具有补中益气、养血安神功效；生姜性温味辛，具有化痰止咳、发汗解表等功效；绿茶性凉，味苦、甘，具有化痰、利尿、解毒等功效。以上三种茶料配合使用能够提高机体免疫力，长期饮用可有效抵御雾霾对肺脏的侵袭，并能预防各种呼吸系统病症。

【主治】上呼吸道感染、风湿性关节炎、腰肌劳损等症。

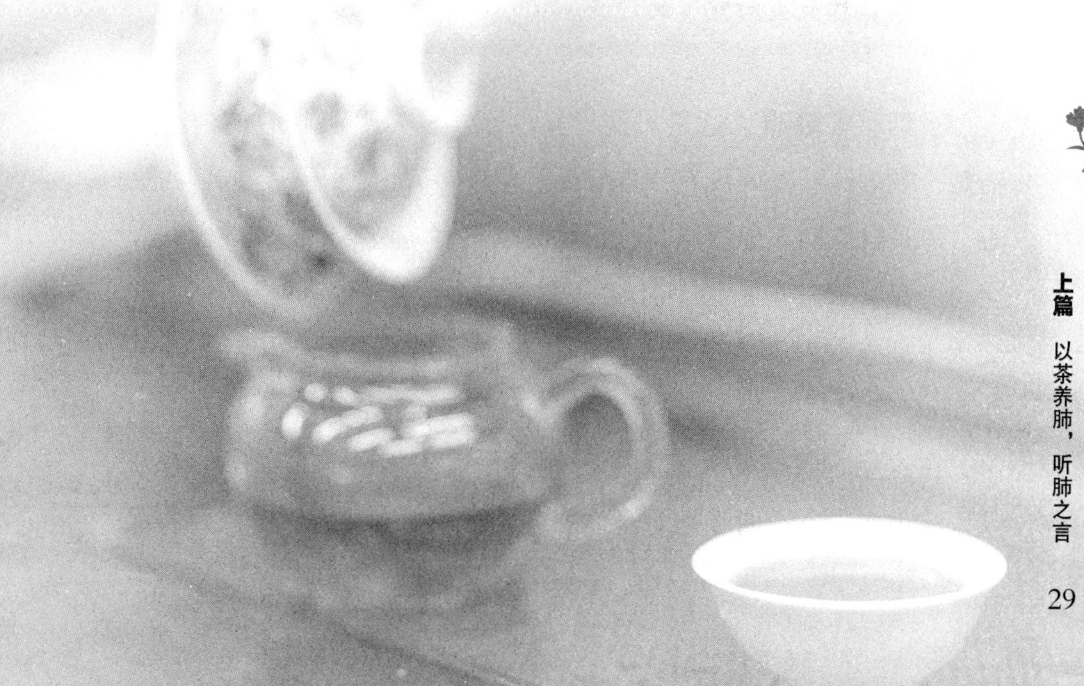

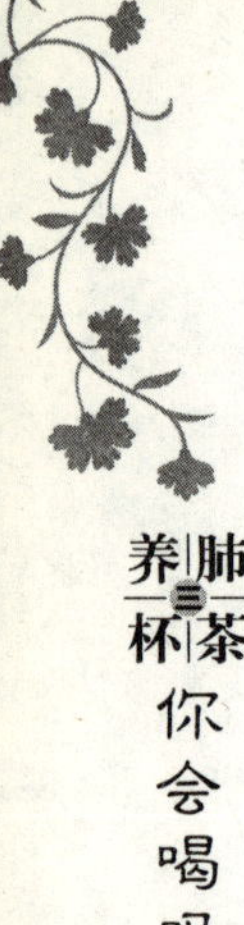

第二节　香烟，肺脏的“白色瘟疫”
——热茶一盏，洗净烟毒

中国人最看重感情，周末或节假日喜欢朋友、亲人聚在一起，既然是聚会就少不了烟酒相伴。在开心畅谈的氛围下，很少有人会对吸烟行为进行制止。这样一来，无论是吸烟者还是非吸烟者，都会受到烟毒危害。那么，大家知道烟毒对人体的危害有多大吗？据研究发现，在室内吸一支烟，其危害甚至高出一场森林大火对空气的污染。

吸烟有害健康，这是妇孺皆知的事实。每个吸烟者的内心都清楚，吸烟这一嗜好没有一点好处。但很多人由于下不定戒烟的决心，总是自欺欺人地宽慰自己，我吸烟不多，伤不了身体。也有人会说，我吸烟完全是为了社交，如果一个人连烟都不吸，怎么广交天下朋友呢？其实这是人类群体的思维误区，需要从自己开始改变。

在这里，我奉劝大家一句，别再做害人害己的事情了！香港某医院为向大家证明吸烟对身体的危害，用视频的方式给众人展示了烟毒对肺脏的影响。在视频中，气泵把空气泵入肺脏，就好像人在呼吸。在实验刚开始时，这两个肺都非常健康，然后实验者让一侧肺吸入新鲜的空气，另一侧肺吸60只香烟。在实验结束时，把两肺进行比较，肉眼可以看见，呼吸新鲜空气的肺依然保持健康的粉色，而吸烟的那侧肺却变成了黄棕色，并且肺脏的血管被严重堵塞。仅仅60只香烟，就能把肺脏污染得如此不堪。那么对于烟龄十几年甚至几十年的老烟民来说，他们的肺脏更是被烟熏火燎得面目全非了吧！

如果我问大家，中国人口健康的三大杀手是什么？很多人会毫不犹豫地回答：肿瘤、心脑血管疾病、艾滋病。那么，我再问大家，第四杀手是谁呀？这个问题大家就很难答出来了。告诉大家，这第四杀手就是大家不熟悉但却严重危害我们身体健康的慢阻肺。

慢阻肺，它的全名是慢性阻塞性肺疾病。这种病之所以有如此大的杀伤力，是因为它具有“在沉默中爆发”的特点。也就是说，病人在患病初期并没有明显症状，一段时间后会出现晨间咳嗽，夜间阵咳或咳痰等症状。由于这些症状并不会造成生命危险，因此常常被忽视。随着病情的加重，肺脏中的气流受限也加重，并会伴有胸闷、气短、呼吸困难等症状。一旦病情发展到这个地步，病人的肺功能已经严重下降，而且这种病对肺脏的损伤是不可逆转的。

那么，是什么原因导致慢阻肺发生的呢？其罪魁祸首就是香烟。在诸多的危险因素中，吸烟是诱发慢阻肺的首要因素。通常情况下，一个人吸烟越早，烟龄越长，每天的烟量越大，发生这种病症的概率也就越高。比如，我们会发现经常吸烟的人出现“吸烟咳嗽”现象，其实这就是慢阻肺发病的第一信号。说到这里，我想到

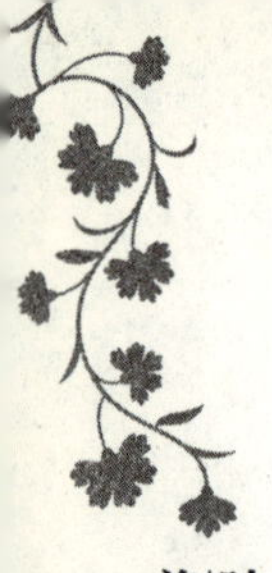

一个患慢阻肺的朋友。

我这位朋友四十多岁，是一家企业老板，由于工作压力大应酬多，他每天抽2包烟。前年冬天，他突然咳嗽不止，甚至会在晚上睡觉时咳醒，严重影响睡眠质量。去医院治疗，医生给开了一些止咳药，但疗效并不明显。这时他想到我，想试一试食物疗法。看到他那被熏得焦黄的手指，第一感觉告诉我，他可能是患上了慢阻肺。于是我建议他去医院做个肺部检查。虽然他口中答应去检查，但心里却认为咳嗽并不是什么大事，迟迟未去检查，而且在饭局应酬时仍然吸烟如故。两个月后，这位朋友咳嗽越来越严重，并且出现了气短、胸闷等症状。这时他才想到去医院做检查。不出所料，检查结果真是慢阻肺。他心急如焚，让我赶快帮他调理。我警告他说："治病要先戒烟，不然神仙也救不了你！"此时，他才恍然大悟："原来我的病根就在抽烟上，怪不得医生也让我一定要戒烟呢。"我解释说，烟瘾大的人，慢阻肺早晚会找上门的。你每天吞云吐雾，过着神仙般逍遥的日子，而你的肺几十年如一日地被烟熏火燎，它如果再不起来"抗拒"，给你点颜色瞧瞧，那真的就为时已晚了。

各位朋友，无论你是烟瘾十足的吸烟者，还是受二手烟伤害的"被吸烟者"，你吸入自己身体的不仅仅是烟，更是燃烧你生命的"催命符"。那么，我们如何来对抗烟毒对肺脏造成的危害呢？今天，我给大家带来的是专门对付"烟毒"的清肺茶方。

健肺抗烟毒三杯茶

◇1. 罗汉果薄荷茶

【原料】罗汉果10克，薄荷5克，甘草2克。

【制法】将以上3味茶料捣碎、混合，用纱布包好放在水杯中，加热水冲泡。

【用法】代茶饮服。

【功效】在此茶方中，罗汉果具有极强的清肺功能；甘草、薄荷均具有润肺、化痰、止咳功效。所以，本茶具有生津润燥、利咽润喉等作用。

【主治】咽喉炎、暑热烦躁、痰火咳嗽等症。

◇2. 鱼腥草茶

【原料】鱼腥草15～30克。

【制法】将茶料放入杯中，沸水冲入，马上倒掉；再次冲入沸水，焖放5分钟。

【用法】代茶饮用，可以反复冲泡。

【功效】清肺热、解烟毒。抽烟或受二手烟危害者每天饮用此茶，可减轻香烟对肺脏的伤害，而且有助于戒烟。本方还有预防慢性咽炎、慢性支气管炎、流行性感冒的作用。

【主治】慢性咽炎、慢性支气管炎、流行性感冒等症。

◇3. 橘红茶

【原料】橘红3～6克，绿茶5克。

【制法】用开水冲泡，然后放入锅中隔水蒸20分钟。

【用法】代茶服用，每日1剂。

【功效】橘红，味辛、苦，性温，归肺、脾经，具有宽中理气、

燥湿化痰等作用；绿茶具有清热、抗菌消炎等作用。在本茶方中，二者配合使用对咳嗽痰多、黏稠难以咳出者疗效明显。

【主治】风寒咳嗽、喉痒痰多、抽烟咳嗽、食积伤酒等症。

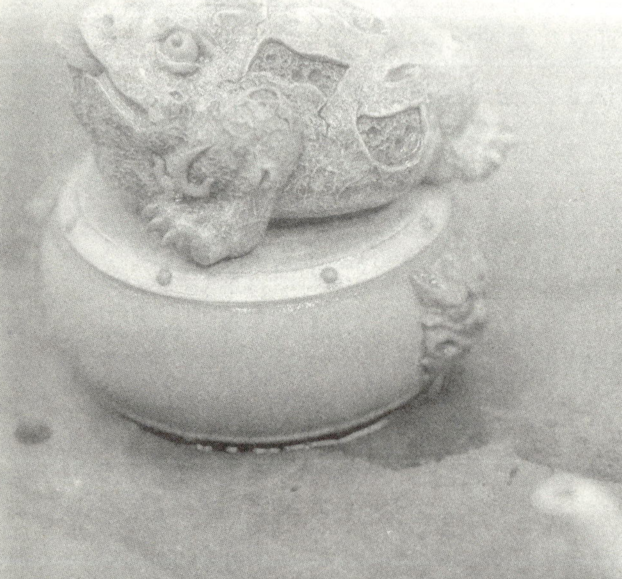

第三节　厨房油烟，肺癌真凶
——佳茗入杯，保肺无忧

中国人做菜可谓是“无油不欢”，也正因为这种饮食习惯，如果谁家的厨房中没有噼里啪啦的煎炒油炸之声，那就不能称之为炒菜。最近有肺癌研究者发现，很多女性肺癌患者并不吸烟，她们只是家庭中勤劳持家的“煮妇”而已。那么，为什么肺癌爱“煮妇”呢？我们今天就请吴教授给大家讲一讲厨房油烟与肺癌之间的关系。

说起厨房，在座的各位都不陌生。那么，大家有没有发现这样一种现象：“油烟机上的过滤网和灶台如果几天没有清理，就会有一层厚厚的油污；厨房里原本干净的纱窗，如果一段时间不擦，也将是油灰密布，严重影响我们的视觉。这些油污是从哪里来的呢？其实，这都是我们在厨房中煎炒油炸时所产生的油烟。没有及时清理的厨房灶具，竟然被油烟如此污染，那么每天在厨房中劳作的“煮妇”们，又会有多少油烟吸入肺脏呢？是不是“煮妇”的肺、气管、鼻腔中也像没有清理的厨房那样“油渍密布”呢？

最近几年，有肺癌专家对妇女肺癌发病原因进行研究，初步得出结论是：中国人喜欢用大火炒菜，而中国女人又承担着家庭中一日三餐的烹饪职责，这也正是中国女人肺癌患病率高的重要原因之一。

我认识一女性肺癌患者，她45岁时患了肺癌。听到这一噩耗，她哭着询问医生："我既不抽烟，也不喝酒，而且很注意进行运动锻炼，为什么就会得肺癌呢？"对于病人的疑问，医生的解释是：除去空气污染外，中国女性高肺癌率与厨房中的油烟有密切关系，特别是40岁以上的女性朋友，占女性肺癌总人数的80%左右。

在烹饪过程中，厨房中的油烟污染主要包括两个方面：其一，从煤、煤气、天然气中释放出的一氧化碳、二氧化硫等有害物质；其二，是高温烹饪菜肴时产生的油烟。比如，在厨房烹饪时，很多女性喜欢高温煎炸食物，而且厨房中门窗紧闭，没有进行及时通风，这就造成了小环境的严重油烟污染。这些有毒烟雾长时间刺激咽喉、肺脏，会使肺癌患病率比普通人增高2～3倍。所以，女性朋友要想保护好自己的肺，就要远离厨房油烟。比如，在厨房中安装一台性能良好的油烟机；及时通风换气，不要把油烟长时间关在厨房中；少吃煎炸食物，多食蒸、煮、炖等健康食品；在厨房中放活性炭、茶叶等能够吸附油烟的物品；多吃黑木耳、白萝卜、百合、莲藕等排毒清肺食物。除此之外，还可以经常饮用清肺排毒茶，以保肺脏的健康无忧。那么，哪些茶可以有效预防油烟对肺脏的危害呢？

清肺防癌三杯茶

◇1. **杏仁茶**

【原料】甜杏仁6克，绿茶1克。

【制法】将甜杏仁用冷水冲洗、捣碎放入锅中，加水1000毫升中火烧沸；用此沸水冲茶，加盖焖放5分钟。

【用法】每次饮用200毫升，每3～4小时饮用一次。

【功效】清热润肺、解毒、祛痰、抗癌，对预防肺癌、乳腺癌具有一定作用。

【主治】肺癌、乳腺癌等症。

◇2. **银花抗癌茶**

【原料】金银花10～25克，甘草5克，绿茶2克。

【制法】先将金银花、甘草加水500毫升煮沸，沸腾10分钟后放入绿茶，共煮半分钟。

【用法】每天饮用1剂，分2次饮完。

【功效】金银花性寒味甘，归肺、心、胃、大肠经，具有清热解毒、疏散风热等功效，能够提高机体免疫力，抵抗各种炎症；甘草性平味甘，入心、脾、肺经，具有散寒、补中益气、解毒等功效；绿茶性微寒味甘，入心、肺、胃经，具有化痰、利尿、清热解毒等功效。所以，本茶具有清热解毒、润肺、抗癌功效。长期饮用不仅可有效预防肺癌，也有助于肺癌、胃癌等病人的饮食调理。

【主治】肺癌、胃癌等症。

◇3. **黄芪枸杞茶**

【原料】黄芪15克，枸杞子15克。

【制法】既可以放入沸水中冲泡，也可以稍微煮沸，半小时后

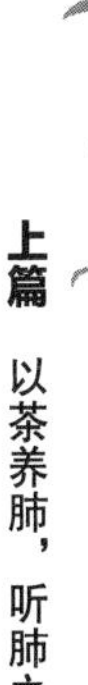

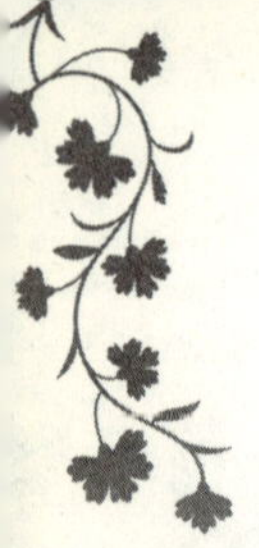

代茶饮，最后将黄芪、枸杞子吃掉。

【用法】代茶饮用。

【功效】黄芪性温味甘，归脾、肺经，具有补气升阳、利水消肿等功效；枸杞性平味甘，具有滋肾、润肺等功效，而且枸杞子能提高机体免疫力。

【主治】气虚衰弱、倦怠乏力、溃疡、肺癌等症。

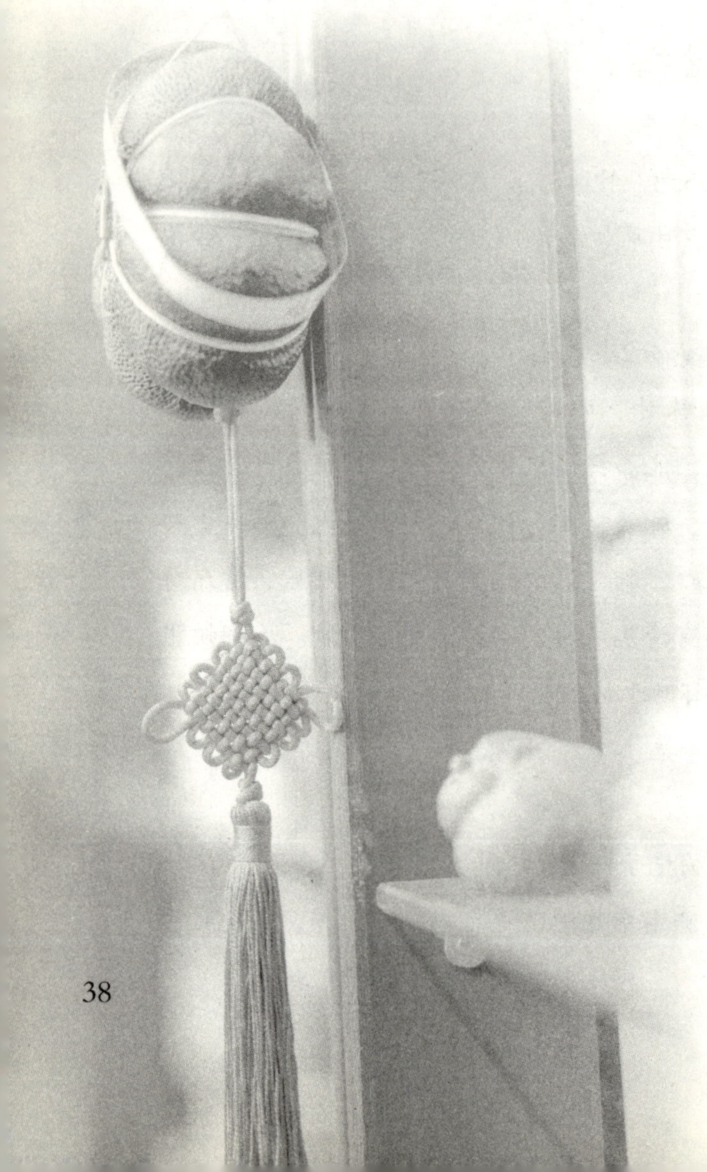

第四节　家装粉尘，伤肺不轻
——花草作药，远离尘肺

随着绿色环保概念的不断普及，人们逐渐认识到家庭装修过程中甲醛对人体有危害，多能积极采取各种措施进行预防。而实际上，装修时产生的粉尘，也是人体健康的杀手，而且其对肺脏的危害性不低于甲醛类物质。所以，无论是乔迁新居的业主，还是以装修为职业的装修工人，都要对粉尘危害给予足够的重视。现在，请吴教授和大家聊一聊装修粉尘究竟具有哪些危害，我们又应该如何进行预防。

在进行正文之前，我首先给大家普及一个与肺脏有关的病症名称——尘肺。什么是尘肺呢？顾名思义，即长期吸入粉尘物质，并在肺内潴留而引发的肺组织弥漫性纤维化为主的全身性疾病。

那么，什么人最容易患上尘肺病呢？这类病人多分布于煤炭、有色金属、机械制造、建材生产、轻工等工业行业中，尘肺被定为这些行业的职业病。由于他们长时间处于粉尘弥漫的环境中，吸入肺内大量灰尘，导致末梢支气管下的肺泡积尘太多，经年累月肺脏

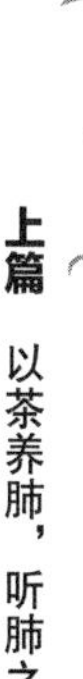

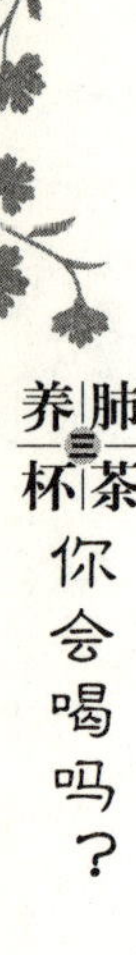

中形成纤维化灶。通常情况下，尘肺患者的早期症状并不明显，随着病变的发展，逐渐会出现呼吸短促、发烧、疲倦、胸痛、干咳等症状，严重者甚至会致死。

说到这里，在座的朋友可能有人会说，既然尘肺属于职业病，我又不从事这类职业的，这病跟我又有何干呢？非也。尘肺不仅是一种职业病症，生活环境中的各种粉尘比如房子装修时的家装粉尘，对人体的伤害也不容小觑。

装修粉尘对人体的危害大致可分为：全身侵害、局部侵害、致癌侵害。如果一个人长期处在高浓度粉尘环境中，毒性粉尘会通过支气管壁溶解吸收，然后进入血液循环进而到达全身各个部位，引发全身性中毒，严重损伤人体的中枢系统、呼吸系统及消化系统。短时间接触家装粉尘，我们的皮肤、角膜、黏膜也常常会因受刺激而出现病变，诱发毛囊炎、喉炎、咽炎、支气管炎、萎缩性鼻炎等病症。如果不小心吸入装修粉尘中的镍、铬、石棉粉或放射性矿物粉尘，则会引发肺癌、皮肤癌等病症。

那么，房子装修过程中，如何来预防粉尘对人体的危害呢？首先，在装修初期，做好地面的找平、粉尘清除工作尤其重要。比如，对水泥地进行固化处理，封锁地面上的松散颗粒，预防粉尘产生。这样一来，在后期铺设地板砖时，将不会有踩踏冒尘现象出现，从而降低了空气中粉尘的浓度。

而从粉尘产生的源头上来说，减少粉尘污染的主要方法就是减少木工活，比如尽量选择购买成品家具。如果不得不进行木材切割，可选用无尘切割机和无尘打磨机，这样一来可以防止粉尘大量蔓延到空气之中。如果没办法从源头减少粉尘，在粉尘产生后也要想办法控制粉尘的传播范围，比如采用封闭、屏蔽、隔离等措施。另外，还可以对适合的材料进行增湿、喷雾、喷蒸汽等，以减少扬尘对人体的危害。

除以上措施外，通风换气也是减少装修粉尘的有效手段。这种方法能够把新鲜清洁的空气输入室内，以稀释空气中粉尘的浓度，同时也将室内空气中的粉尘排出室外。另外，在装修期间，无论是装修工人还是业主都要做好防范措施，在进入装修场地时要穿工作服、戴上防尘口罩、头盔、眼镜等，切不可在施工现场抽烟、饮水、进食。

要想最大程度地减少家装粉尘对肺脏的伤害，除从外界环境下功夫外，内在防护也很重要。比如，我们可以通过食物疗法来提高机体免疫力，从而加固我们机体内部的病毒“防火墙”。在此，我首先推荐的还是茶疗法，让大家在茶香缭绕中成功抵御粉尘对肺脏的侵害。

清肺防尘三杯茶

◇1. 罗汉果茶方

【原料】罗汉果10克，薄荷5克，甘草2克。

【制法】将以上3味茶料捣碎、混合，用纱布包好放在水杯中，加热水冲泡即可。

【用法】代茶频饮。

【功效】在此茶方中，罗汉果具有极强的清肺功能；甘草、薄荷均具有润肺、化痰、止咳功效。所以，本茶具有生津润燥、利咽润喉等作用。

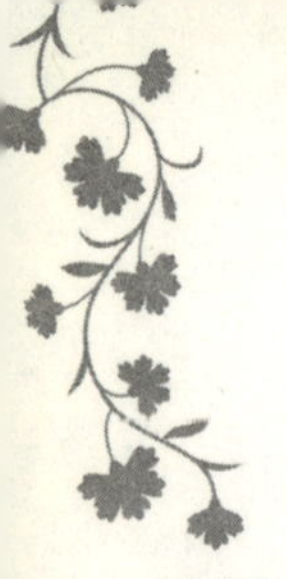

【主治】尘肺、咽喉炎、暑热烦躁、痰火咳嗽等症。

◇2. 百合莲子茶

【原料】百合70克，莲子100克，冰糖25克。

【制法】将百合和莲子浸泡4个小时，并冲洗干净；把莲子放入锅中，加入清水大火煮沸；然后转文火再煮20分钟放入百合；大约30分钟后加入冰糖，待冰糖完全融化后熄火。

【用法】温热饮用，也可冷藏后饮用，而且冷藏效果更佳。

【功效】百合性寒、凉，味甘，主入心、肺经，长于润肺、清燥、止咳；莲子，性平，味甘涩，具有养心、安神、补脾等功效；冰糖，性平，味甘，入脾、肺经，具有补中益气、养阴止汗、化痰止咳、和胃润肺等功效。所以本茶具有养肺、润肺、止咳等功效。

【主治】尘肺、高血压、心律不齐、心火旺、多梦等症。

◇3. 玉竹冰糖茶

【原料】玉竹15克，冰糖适量。

【制法】将玉竹和冰糖放入杯中，加入适量沸水冲泡，加盖焖放15分钟，用筷子搅拌均匀。

【用法】代茶饮用。

【功效】玉竹性平味甘，入肺、胃经，具有滋阴润肺、生津养胃等功效；而冰糖性味平甘，入脾、肺经，具有补中益气、化痰止咳、润肺等作用。所以本茶方有养阴生津、益肺止咳、润喉等功效，有效预防空气中粉尘对肺脏及呼吸系统的危害。

【主治】尘肺、咳嗽、咽喉疼痛、咽炎、呼吸道感染等症。

第五节　宠物皮毛，肺部冤家
——家有茶香，肺脏安康

饲养宠物已成为当今“时尚”的代名词，以前的人喜欢养鱼、养鸟，现在人的宠物范围包括狗、猫、鸽子、兔子、蜥蜴等动物，以打发时间、彰显个性。然而，养宠物并不只是伴随着欢声笑语，长时间与这些宠物同居一室，也会给我们的身体健康，尤其对我们的肺带来各种危害，因此我们又称宠物皮毛为“肺部冤家”。

人们的生活越来越富裕，饲养宠物的家庭也随之增多。而且越是经济发达的国家，对宠物的重视度越高，甚至把宠物当做家庭中的一员。比如，在英国，43%的家庭养宠物；法国宠物的数量大约有3700万只，是该国儿童总数的两倍；美国人更是寄情于宠物，美国50%的家庭饲养宠物，其中包括狗、猫、猴子等，甚至还有人饲养老虎。

的确，饲养宠物能够愉悦人心，减轻各种工作、生活压力，尤其对于长期独居的老年人来说，饲养宠物不仅可以打发时间，而且

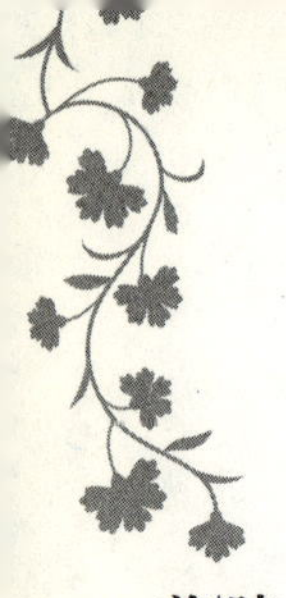

能够排遣内心的孤独、寂寞之感。然而，当人与宠物过多地接触，会为“人畜共患病”提供适合的温床，更大幅度地提升了各种传染病发生的可能性。

目前发现，全球有100多种疾病与宠物有关，其中20多种病症较为常见。比如，有一美国人带女儿去宠物店玩耍，结果传染了一种鸟病毒，为此女孩的父亲将该宠物店告上法庭；另外有一位老人因为喜欢养鹦鹉，最终因感染鹦鹉热而死亡；还有一位香港病人，因感觉皮肤中有异物移动去医院就诊，最后确诊为猫蛔虫病。当然，这种病症的发生率并不高，但是宠物对我们肺脏的伤害却不容小觑。

大家有没有发现，无论男人女人、年老年少，我们都会隔三差五地发现自己身上有掉落的头发，这是头发新旧更替的自然现象。同样，宠物的毛发会更新，在某一时间段会脱去旧毛，长出新毛。对于我们娇嫩的肺脏来说，宠物脱落的毛是很大的致病原。当我们正常呼吸时，飘落在空气中的宠物毛会被吸入我们的呼吸道，然后进入肺部。偶尔一次吸入宠物毛，也许并不会对肺脏造成极大的伤害，但如果长期生活在这种环境中，肺就会不堪负重。宠物毛作为一种异体蛋白，如果大量吸入肺脏，会诱发肺间质纤维化，导致胸闷、气短、哮喘等呼吸系统症状。

一提到哮喘，很多人都会认为只有老年人或体质虚弱的人才会患这种疾病。实际上，一根宠物毛就有可能诱发哮喘病。经常接触宠物易诱发哮喘，这早已在医学界达成共识。宠物身上脱落的毛以及排泄物均是诱发哮喘的重要过敏原，它会伴随人体呼吸进入鼻腔和支气管，导致支气管平滑肌痉挛、黏膜水肿、分泌物增多，从而诱发哮喘。比如，当你与宠物接触后突然感觉鼻子发痒、打喷嚏、流清鼻涕，并伴有咳嗽症状，这说明哮喘已离你不远了，需要你格外小心，减少与宠物的接触。

既然宠物天生是肺的“冤家”，我们应该如何来减少它对肺脏的危害呢？首先，患有哮喘病的人，切忌饲养宠物，尤其是容易脱毛的狗、猫、兔子等动物。没有呼吸系统疾病的人在饲养宠物时，也要注意以下几点：到正规宠物店领养宠物，并给宠物注射疫苗；不要与宠物亲密接触，更不要抱着宠物睡觉；不要跟宠物分享食物，宠物碰过的食物不要再吃；为宠物准备一个固定的居所，训练它良好的吃喝拉撒睡习惯，并勤给宠物洗澡；室内要经常通风，尤其是宠物居住的地方，要保持空气畅通，不要使宠物的体味、脱毛存留在室内。

以上所讲的都是外因，即从外界环境来减少宠物对人体的危害。而要想更进一步减少哮喘病症的发生，我们还要从内因做起，通过增强自身免疫力、提高人体肺脏功能来使肺脏安康。那么，我们如何来提高机体免疫力、增强肺脏功能呢？现在，我就给大家推荐几张既能够提高免疫力又能够养肺、健肺的茶方，以保证我们与宠物愉悦共处，互不伤害。

强肺抗敏三杯茶

◇1. 清肺五汁饮

【原料】生梨200克，马蹄500克，鲜麦冬50克（干品减半），鲜芦根100克（干品减半），鲜藕500克。

【制法】将以上5味茶料洗净，去皮核，切碎，用榨汁机榨取汁液，可以直接饮用，也可以隔温水炖温。

【用法】代茶频饮。

【功效】清热化痰、凉润肺胃、养阴生津、解毒止呕等。

【主治】肺热烦渴、肺燥干咳、细菌性肺炎、过敏性哮喘等症。

◇2. 补气生脉茶

【原料】人参6克，麦冬15克，五味子15克。

【制法】将以上3味茶料放入暖水瓶中，以适量沸水冲泡，盖瓶盖焖半小时。

【用法】带茶饮，分3次饮完，每日1剂。

【功效】健脾、滋阴润肺、生津止渴、敛肺养气、补肺等。

【主治】肺气亏虚、肺炎、头晕乏力、低血压等症。

◇3. 荔枝茶

【原料】红茶1克，干荔枝肉35克（或鲜荔枝50克）。

【制法】将以上茶料放入茶杯中，以沸水冲泡。

【用法】分3次代茶饮，每日1剂。

【功效】生津止渴、补脾益气血。

【主治】哮喘、咳嗽、胸闷、皮毛过敏等症。

第三章　养肺何须太周折，花花草草是良药

第一节　人生有茶，无需烟酒相随

茶是中国人喜爱的饮品之一。饮茶不仅是一种高品位生活的象征，更重要的是茶还具多种保健、养生功能。那么，小小茶饮中究竟藏着哪些养生大乾坤呢？现在请吴教授聊一聊饮茶的好处，并请吴教授给我们传授一些科学饮茶的方法。

在今天聊健康之前，我先问大家一个问题，什么是生活？其实，关于这个问题，古人们早已给出答案，生活就是“柴、米、油、盐、酱、醋、茶”。自古以来，柴米油盐酱醋茶就是百姓开门七件事，是每个家庭平凡生活的必需品，甚至古人有云：“宁可三日无油盐，不可一日不喝茶。”

中国是茶之故乡，并把茶誉为我国的“国饮”，所以中国自古流传着丰富的茶道文化，古人们上至王侯将相、文人墨客，下至平民百姓，皆以茶为好。在生活越来越富足的今天，茶同样是我们生

活中不可缺少的东西，而且越来越多的人加入到品茶之列。

与那些吸烟嗜酒的人相比，爱茶者更是智慧之人。当遇到问题时，抽烟者烟雾缭绕、嗜酒者酩酊大醉，这种烟酒相加的方法不但不能解决问题，反而会伤害自己的身体。而爱茶之人在遇到问题时，则先为自己沏一杯热茶，然后在茶香的陪伴下静心思考。由于茶本身吸取了天地精华，犹如森林一样宽广，犹如大海一样豪放，在这种氛围的影响下，茶香会赋予我们无限的智慧和力量，不仅让那些困扰人心的问题迎刃而解，而且净化了我们的身心。

正因为茶具有静心、养性之功效，所以茶在不同的时间、不同的场合，扮演着不同的角色，起着不同的作用。比如，在某个闲适的午后，一个人坐在舒适的藤椅上读书、看斜阳，如果再沏上一杯香气四溢的热茶，那简直是人世间最惬意、最舒心的享受。也正因为习惯了茶香的陪伴，当遇上有书无茶的日子，总感觉寡淡无味，只有茶香弥漫，才会感觉到人生的希望所在。

在那些注重精神享受之人的眼中，茶是友情、是灵感、是人生伴侣，代表了各种精神元素。前些日子，有一位朋友遇到些不开心的事情，问我如何解脱。我的建议是，有事没事沏上一杯茶，然后在茶香的陪伴下静坐，心中什么私心杂念都不要有。第二天，朋友就去茶楼买来了上好的普洱茶，然后在电话里头向我询问如何泡茶，我耐心地给她讲解泡茶的方法、步骤、水温、茶具等，如同讲授一堂茶道课。电话那头的朋友认真的如同一个小学生，用笔一字一句地记下我说的话。朋友学到沏茶的方法后如获至宝，按照步骤一步步操作， 半小时的功夫，她就泡出了一壶自己喜欢的香茶，通过视频向我展示了她的劳动成果，并邀请我有时间去她家饮茶畅谈。

一段时间之后，朋友又打电话过来，电话那头的她，兴奋地像个孩子。急不可待地向我汇报说：“这普洱茶真是神了，竟然真把我心中的不愉快全消灭掉了。”听到朋友的话，我真心替她高兴，并说道：“那是当然，要知道普洱茶可谓天地精华，是大自然给我们人类的恩赐。当你不愉快的时候，喝上一杯茶，它能够为你分愁解忧；当你心情愉悦时喝一杯茶，它会使你的快乐翻倍生长。”可以说，正因为生活中有了茶，我们的生活才充满阳光和快乐，使日子过得充实而惬意。

久未谋面的老友重聚，泡上一壶热茶、随心所欲地唠唠家常，此时茶便是联络朋友感情最贴心的纽带，使彼此之间相谈甚欢。

若有商业伙伴相聚，也可觅一处典雅、高档的茶楼，以茶代烟酒，天南海北，无所不谈，使彼此之间的感情因茶而起，并在茶香中不断沉淀、延续。正因为这沁人心扉的茶香之气，使洽谈双方的心境更静谧、安详，在收获物质利益的同时，也因茶而聚，收获了一份延绵不断的朋友真情。

而那些画家、作家、诗人、书法家等艺术家们，如果在创作中有茶香相伴，便会激发出他们的艺术潜力，使他们灵感倍增、挥毫泼墨，从而创作出惊世杰作。

对于我们普通的百姓人家来说，精神享受并不是茶的全部意义，更重要的是，茶是一种养生保健佳品，可以给我们带来健康和长寿。所以说，人生如茶，我们的健康从饮茶开始。那么，我们怎么喝茶更健康呢？这要因人而异，要知道，不同场合、不同体质、不同年龄的人要选用不同的茶品，只有喝对了茶，才能让身体更健康。尤其对于经常吸烟喝酒的人来说，如果能够做到以茶代替烟

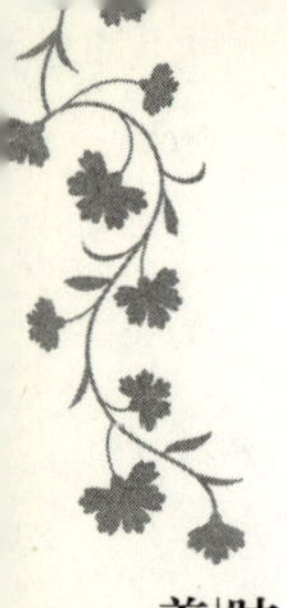

酒，或者在抽烟、饮酒后及时喝上一杯养生茶，这就对身体大有裨益。在这里分别给吸烟喝酒者献上适合的茶方。

1. 饮酒者宜喝葛花茶。大家都知道，少量饮酒对身体有好处。但是，很多嗜酒如命的人每天都会喝高，不是东倒西歪，就是醉话连篇。这种不醉不休的饮酒方式，对身体具有极大危害，尤其对肝脏的伤害非常严重，所以饮酒过量的人更容易患肝硬化、脂肪肝等病。

茶方推荐：饮酒较多的人，适合拿葛花泡茶喝。这里所说的葛花，就是葛根的花，具有解酒、醒脾等功效。另外，要想更好地保护肝脏，平时也可以用白菊花和枸杞泡茶喝，这两种茶都具有清肝、保肝作用。不过需要提醒大家的是，浓茶或大量饮茶会加重心脏、肾脏等脏器的负担，所以饮酒者只适合喝淡茶，而且饮茶量要控制在200毫升以内。

2. 吸烟者宜喝罗汉茶。吸烟对肺脏伤害极大。另外，由于香烟中的有害物质会刺激污染口腔、咽喉，所以吸烟的人常常是咳嗽不止。同时烟中的有害物质会进入血液，可引发冠心病、高血压等心脑血管疾病的发生。

茶方推荐：罗汉茶是吸烟者的最佳茶选。罗汉果的味道甜中带苦，吃起来味道不佳，但它具有很强的清咽、利喉作用。罗汉茶的具体泡制方法是，用小锤将乒乓球大小的罗汉果敲碎，分成8等份，每一份为一天的茶量，用水泡茶喝，直到泡的没有味道为止。另外，萝卜汤、川贝冰糖蒸梨也是不错的养肺饮品，具有养肺、润肺、止咳等功效。

第二节　茶可清肺，扫除肺内垃圾

久居都市的我们，每天都将自己暴露在被污染的空气之中。大家知道吗？我们呼入体内的空气中含有一氧化碳、二氧化硫、二氧化氮等至少100多种污染物。当这些有害物质进入人体，轻则刺激呼吸道黏膜诱发炎症，重则引发慢性支气管炎、肺癌等病症。我们都知道，衣服脏了需要清洗干净后再穿，那么，我们的“肺”脏如何清洗呢？带着这个问题，我们一起来听一听吴教授以茶清肺的妙方。

人们常说，生命在于一呼一吸之间。这句话告诉我们，呼吸是关系人体健康的重要生理功能。而人体的呼吸又是依仗肺脏来完成，这正如中医理论所说的“肺司呼吸”，即肺脏担负着吸入自然界清气，呼出体内浊气的生理功能。

然而，在诸多脏器之中，肺脏又被称之为“娇脏”。所谓“娇”即娇嫩之意。所以，当外邪侵入体内，无论是从口鼻吸入，还是从皮肤侵入，都容易导致肺部受损、致病。当其他脏器出现寒热之变，也经常会波及肺脏。

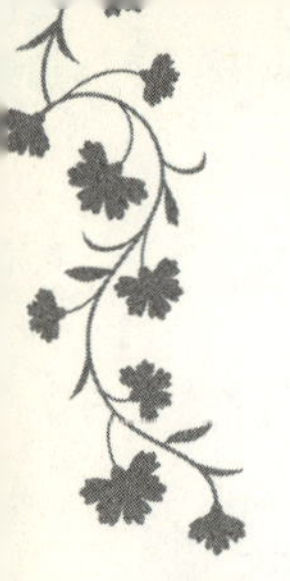

另外，肺又称之为“清虚之脏”。所谓“清虚”即干净、虚空之意，也就是说肺容不下任何水湿痰浊和异物停留，一旦有异物附着，定会是毫毛必咳。而当今恶劣的空气环境，早已让娇嫩的肺脏不堪负重。正由于这个原因，现代人的肺功能越来越弱，很多人年纪轻轻，爬几层楼就累得气喘吁吁，跑步还没跑上百米，就跑不动了。去医院测试肺活量，肺量计颤动微弱，连医生都为之惊呆，这哪里是年轻人的肺功能表现。

前不久，我在一次养生讲座中使用过一个测试肺活量的游戏，台下观众反应相当不错。其具体做法是：被测试者一边按键盘上的字母“O”，一边憋气，按出字母“O”最多者，其肺活量最强。在众多测试中，“O”字按到1000者寥寥无几。其中有一个朋友憋气37秒，按“O”数量897个，此时的他早已憋得面红耳赤。

那么，肺脏究竟对我们机体功能有多重要呢？在这里，我不妨这样打个比方：如果把人体比作一座宫殿的话，肺脏就好比与外界联络的窗口，它每天吸进呼出1万多升的气体，相当于250个医用氧气管。正是由于肺脏一天24小时与外界环境保持永不间断的“直接互动”，才使人体获得充足的氧气，保持生命活力。然而，在肺与外界空气进行气体交换过程中，空气中的粉尘、病原体、化学物质，也搭上了呼吸的“顺风车”，一波又一波地侵入肺脏。尤其在雾霾浓烈，空气污染严重城市，人们呼吸的每一口气都可能漂浮着有害颗粒或气体。虽然我们肺脏上的细小纤毛具有一定的清扫除污功能，被称为人体自带的“尾气搜集器”，但是，由于我们长期生活在污染严重的空气中，即使再坚强的肺，也是难以承受的。当大量的污浊气体吸入体内，使肺脏逐渐丧失自我净化能力，最终造成人体的“肺污染”。

目前造成“肺污染”的途径主要有四种，即空气污染、吸烟、疾病、药物。也就是说，除外在的空气污染大环境外，一个人的生活习惯也会影响肺的健康。如果我们在生活习惯上稍有疏漏，就会在肺上留下“污点”，如果不及时消除“污点”，就可能诱发哮喘、肺结核、支气管炎、肺癌等疾病。那么，如何将吸入肺中的毒物排出体外呢？在这里给大家推荐几款清洁功能极好的清肺养生茶。

清肺抗菌三杯茶

◇1. 石斛麦冬百合茶

【原料】石斛、百合、麦冬各3克，大枣2枚，冰糖2粒。

【制法】将以上茶料放入杯中，以沸水150毫升冲泡。

【用法】代茶频饮。

【功效】润肺、清肺、排痰、止咳。

本茶方适合吸烟和长期处于空气污染环境中的人饮用，长饮此茶可将肺中的污染物软化排出，以达到深度清理肺脏的目的。

【主治】肺热痰多、阴虚久咳、呼吸道感染、虚烦惊悸，失眠多梦等症。

◇2. 紫罗兰桂花清肺茶

【原料】紫罗兰2克，桂花1克。

【制法】将以上2味茶料放入茶杯中，以开水冲泡，待茶汤变色即可。

【用法】代茶频饮。

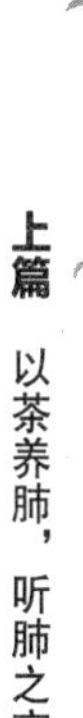

【功效】清热解毒、清肺、润肺止咳、润喉、驱胃寒等。

【主治】呼吸道感染、咳嗽、口干咽燥、喉咙疼痛、口腔异味等症。

◇3. 柚子茶

【原料】柚子1个，蜂蜜、冰糖适量。

【制法】将柚子去皮，把柚子肉、冰糖放入锅中，放入少量清水在火上煮；煮沸后调小火慢熬1小时，熬制过程中要不停搅拌，以防止粘锅。待柚子茶熬至黏稠时关火，倒出放凉，在茶中加蜂蜜搅拌均匀，取一只干净的玻璃瓶，将柚子茶装入瓶中，然后再倒入一些蜂蜜封口，扣紧瓶盖，放入冰箱储存，吃时随取随用。每次取一大勺，以沸水稀释。

【用法】代茶频饮。

【功效】止咳、化痰、润喉、润肺、清肺、排毒、美容养颜等。

【主治】咳嗽、喉咙疼痛、口干咽燥、呼吸道感染、大便干结等病症。

第三节　茶可润肺，清肺热祛肺燥

很多人喜欢用“秋高气爽”来形容秋天，其实入秋之后有很多令人“不爽”的地方。比如，秋冬之际，喉干舌燥、嗓子疼痛、嘴唇干裂等烦人的症状都来“骚扰”我们，甚至会出现支气管炎、支气管哮喘、咳嗽、胃痛、关节痛等症状。其实，这都是“秋燥”在作怪，而要想消除身体的各种不适，就要从“润肺祛肺燥”入手。那么，如何润肺更有效呢？请吴教授分享一下秋冬季节的润肺、养肺、清肺之策。

大家好，今天我给大家带来的主题是“清肺热，祛肺燥”。在开始正题之前，我首先要给大家简单介绍一下中医养生理论。中医养生讲究的是阴阳平衡、顺应四时。比如，在春夏两个季节，我们身体的毛孔是张开的，此时人体的阳气以外发为主；而到了秋冬季节，身体的主要任务就是对阳气进行“受”与“藏”。所以中医理论中有着“春夏养阳，秋冬养阴”的说法。一旦到了秋冬季节，我们的肺容易出现肺燥阴亏，这个时候身体运动要以静为主，比如平时没事打打太极、散散步、跳跳舞，但不宜做过多激烈运动或出

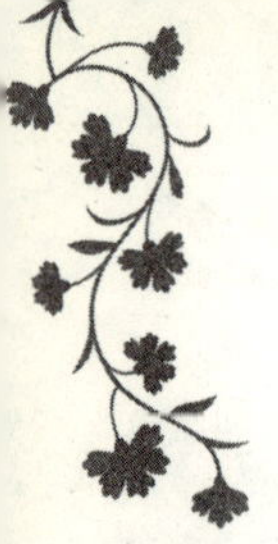

汗较多的活动。

中医认为，肺主秋季，秋天燥邪当令，天气收敛，其气清肃，气候干燥，水分匮乏。而肺作为人体的“娇脏”，天性喜清肃濡润而恶燥。再加上，肺主气司呼吸，开窍于鼻，直接与大自然中的空气想通，所以燥邪很容易从口鼻侵入肺脏，从而伤及肺阴。这时候，就应当以润肺、祛肺燥为主。

在这里需要提醒大家一句，“秋燥”又可分为“温燥”和“凉燥”两种。温燥多见于初秋时节，此时天气尚热，就好比火的余气，如果久晴无雨，骄阳久晒，将会出现温燥。而凉燥多出现在晚秋时节，此时天气寒凉，而且早晚温差较大，中午时稍微运动就会出汗，而晚上天气寒凉、干燥，很容易造成阴气两伤，导致肺脏阴津耗伤、抵抗力较弱。此时，当冷空气到来，病原体、微生物就会乘机侵入人体，导致伤风感冒、扁桃体炎、气管炎、肺炎、鼻炎等呼吸系统疾病发生。其主要症状表现为口鼻、皮肤干燥，大便干结、烂嘴角、咳嗽、鼻出血等。因此，秋季养生的主要任务就是润肺养阴，祛除肺热、肺燥。

那么，能够润肺、清肺热的茶方又有哪些呢？下面我就给大家介绍几款有效祛肺燥的茶汤之方。

润肺除燥三杯茶

◇1. 杏仁麦冬桑菊茶

【原料】杏仁6克，麦冬、菊花、桑叶各9克。

【制法】将杏仁去皮、尖，捣碎；麦冬、菊花、桑叶洗净。以上茶料共同放入锅中，先用猛火烧沸，再调小火煮15分钟；滤其汁液，加入少量冰糖调味。

【用法】代茶频饮。

【功效】养阴生津、润肺、宣肺止咳、养颜护肤。

【主治】咽干舌燥、咽喉肿痛、咳嗽不止等。

◇2. 润肺蒸水梨

【原料】水梨1个，贝母3～6克，生姜1片。

【制法】将水梨削皮、去核，放在饭碗中，加入贝母和生姜，放入水中隔水蒸熟。

【用法】汤汁和果肉一起食用。

【功效】滋阴润肺、补肺、止咳、祛寒。

【主治】肺阴虚之咳嗽少痰、口鼻干燥、咽喉肿痛等症。

◇3. 茅根甘蔗茶

【原料】白茅根60克，甘蔗250克。

【制法】将白茅根洗净；甘蔗洗净、切碎。将以上2味茶料放入锅中，加适量清水煎汤，去渣取汁。

【用法】不拘时代茶频饮。

【功效】解暑除烦、清热利水、润肺和胃、生津止渴。

【主治】温燥伤肺、干咳无痰、咽干鼻燥、心烦口渴、暑热等症。

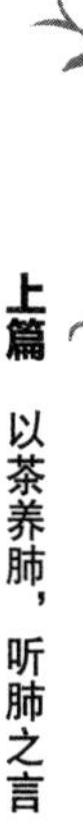

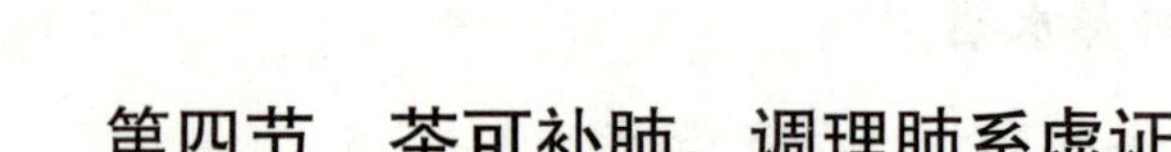

第四节　茶可补肺，调理肺系虚证

一个人的肺强健有力，吸入人体的清气就越多，排出来的浊气也多；反之，如果一个人的肺出了问题，吸气、呼气功能就会降低，不但不能为身体提供充足的清气，而且也难以将体内的污浊之气排出体外。据相关资料研究发现，肺功能好，肺活量大的人，其平均寿命越高。那么，我们如何来调养肺脏，以增大肺活量呢？下面请吴教授聊一聊补肺、养肺的方法。

肺之虚衰，关乎寿命之长短。这是中医养生中最常说的一句话，这句话告诉我们，如果一个人肺功能好，就会长寿；反之，如果肺功能虚弱，寿命也会随之缩短。那么，我们的肺最容易患哪些病症呢？概括来说，肺的病症包括虚实两大类，其中肺虚证又可以分为肺阴虚与肺气虚两种。

中医对肺虚病症分析得相当细致，不同原因引起的肺虚不仅表现症状不同，而且治疗的方子也完全不同。我们今天就针对肺气虚和肺阴虚进行分析、调养。

1．肺气虚。我们身边经常会有一些非常怕热的人，明明夏天已经远了，秋也立，但他却总是热得受不了，甚至鼻子、手心都冒汗；稍一运动，全身都会冒汗。这类人通常是出汗之前非常怕热，可是出汗之后又非常怕风，稍有风吹就感觉浑身发冷，而且稍微做些事就会疲劳乏力。具有以上表现的人，通常属于肺气虚者。另外，肺气虚的人还可以从声音上来判断出来。比如有些人说法时气短声低，有气无力，这也是肺气虚的典型表现。

在对肺气虚病人进行调理时，需要多吃补气固卫的食物。比如马铃薯、红薯、香菇、山药、栗子、红枣都是补肺气的佳品。另外，还可以结合党参、黄芪、白术、防风等具有补肺益气作用的中药进行调理。

2．肺阴虚。也有一些人常常感觉口干舌燥，尤其是到了秋天，更是鼻子、喉咙、嘴巴干的厉害，而且常伴有干咳痰少等症状。如果你摸一摸他的手心会感觉烫热，脚心也是如此。观察面部，你发现他面颊两边的颧骨发红，晚上睡觉时非常爱出汗。这类人属于典型的肺阴虚。

肺阴虚的人在饮食上首先要禁食羊肉、狗肉、辛辣等热性食物，多吃百合、山药、银耳、蜂蜜、菠菜、苹果、萝卜、梨、桂圆都具有滋阴生津作用的食物。平时可以把百合、冰糖放在一起煮汤，如果条件允许的话，也可以用银耳、燕窝煮汤。另外，也可以借助中药进行调理，比如黄芪、麦冬、沙参都是补肺气的药材，可以用来泡茶喝。

补虚润肺三杯茶

◇1. 山芪枸杞茶

【原料】怀山药5克（鲜品10克），生黄芪3克，枸杞子3克。

【制法】将以上3味茶料去杂质，洗净，沥干，共同研成粗末，装入纱布袋中，扎紧口。用时以适量沸水冲泡，加盖浸泡25～30分钟。

【用法】随时代茶温饮。

【功效】健脾、补肺、润肺、明目、益气固表、托毒生肌。

【主治】慢咳、气短、口渴、身体虚弱、自汗、盗汗等症。

◇2. 夏草子参陈皮草

【原料】冬虫夏草1.5克，甜杏仁3克，童子参5克，陈皮2克。

【制法】将童子参、陈皮洗净，用温水泡软；将陈皮切成细丝；将甜杏仁洗净、沥干；将所有茶料同放入茶杯中，以足量沸水冲泡，浸泡10分钟。

【用法】代茶温饮，每日1剂。

【功效】滋阴润肺、清虚热、益气、健脾开胃等。

【主治】肺虚肺燥之咳嗽、慢咳、干咳，气虚自汗、阴虚盗汗等。

◇3. 桑杏大云茶

【原料】桑葚子6克，甜杏仁3克，淡大云5克。

【制法】将桑葚子、淡大云去杂质、洗净、沥干；将甜杏仁用沸水浸泡3～5分钟后去皮。将准备好的3味茶料共同放入茶杯，以足量沸水冲泡，加盖浸泡15分钟。

【用法】代茶温饮，喝汤吃杏仁，每日1剂。

【功效】养血补气、润肺止咳、滋肝补肾、明目乌发、通便、抗衰老等。

【主治】气虚便难、血虚便燥、腰腿萎软无力、皮肤干燥龟裂等症。

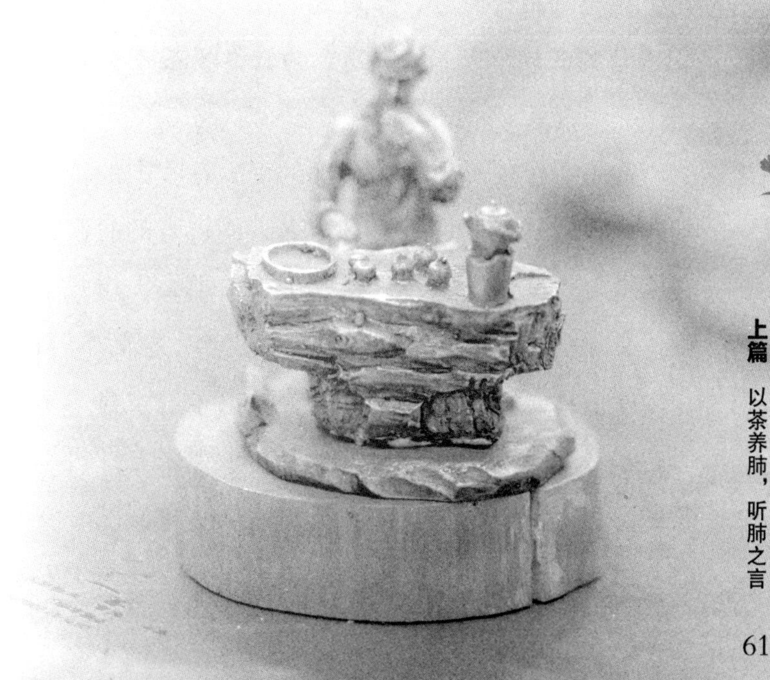

第四章　知茶懂茶识茶，健康相伴一“杯”子

第一节　饮茶得茶寿：万病之药漫说茶

曾经一本书中介绍，我们中国对长寿的雅称很有意思。根据年龄的大小，分为喜寿、米寿、白寿、茶寿。我奇怪的是“茶寿”这个称号，难道意思是说饮茶能够让人健康长寿吗？我请吴教授给大家聊一聊，为什么喝茶可长命百岁？

这是一个很有趣的话题。的确，在我国的传统文化中，长寿者享有无限的尊荣。那时候，给老人们祝寿的时候，是经常提及“喜寿、米寿、白寿、茶寿”这几个词。那么，这几个用词具有什么寓意，又分别代表哪些年龄呢？今天我给大家简单解释一下。

所谓喜寿，是指77岁，因为草书中的“喜”字与七十七非常相似；米寿是指88岁，因为“米”字上下来看像极了八十八；白寿指99岁，即“百”字少一横为“白”字，百岁减一岁不正是99岁嘛；茶寿指108岁，茶字上面的草字头代表20，下面有八和十代表80，又

有一撇一捺代表8，所有的数字加在一起即为108。

从上面的年龄数据中，大家可能会发现，“茶寿”可谓是寿命最长者。其实，“茶寿”这个词不仅可以从字面上来解释，而且与我们历史悠久的茶文化具有颇深的渊源。唐代药学家陈藏器在《本草拾遗》中记载：“诸药为各病之药，茶为万病之药。”另外，五代之人王文锡在《茶谱》一书中也说“茶是万病之药”，并且认为茶具有返老还童的功效。这种说法也许对茶的作用过于神秘化、夸张化，不过茶能够治病是古人公认的事实。《隋书》中记载，隋文帝患了头痛病，百药不治，后在一僧人的劝告下每天饮茶，头痛病竟不治而愈了。天下人听说这件事之后，都学着隋文帝每天煎茶饮服。

不仅隋文帝用茶治好了病，关于茶可治病还有这样一个传说。据传，古时候有一位老和尚患了病，久治不愈。有一天，一位老人告诉和尚：“蒙山的山顶有茶，在春分前后逢雷而发。你可以在旁边等候，连续采摘三天。若得一两，用蒙山水煎服，可治任何宿疾；若得二两，可一辈子消灾祛病；若得三两，可脱胎换骨；若得四两，可就地成仙。”老和尚按照老人的吩咐，采得山茶两余，煎汤服用。还没有喝一半，病疾痊愈，眉毛和头发也由白变黑，当熟人见到他，都认不出来了。所以，古人们认为，茶为养生之仙药，饮茶为延寿之妙术。

现代科学研究也证明，茶中含有丰富的营养，能够满足人体对多种维生素和微量元素的需要。比如，茶叶中含有生物碱，其主要成分为咖啡碱，在泡茶时80%可以融入水中，饮用后可兴奋神经中枢，具有促进新陈代谢、促进胃液分泌、解油腻、助消化、增强心

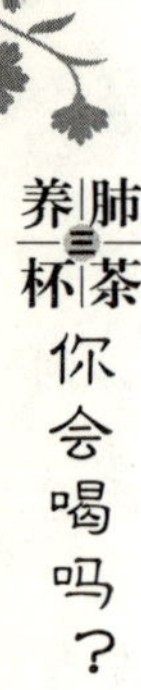

脏功能等作用。另外，咖啡碱还能加强横纹肌收缩功能，因此可以有效消除疲劳，提高工作效率。所以，如果我们每天清早饮一杯热茶，可以令人精神振作，活力十足。日本心脏疾病研究专家发现，中国人之所以患动脉粥样硬化的概率比西方低，除遗传、生活方式外，与中国人喜欢喝茶的习惯有极大关系。另外，茶中维生素含量丰富，其抗衰老的作用是维生素E的20倍。所以，患有糖尿病、高血压、动脉硬化、哮喘等病症者，都可以用饮茶的方式进行调养，以达到“大病化小，小病化了”的养生效果。

说了这么多茶的好处，在座的有些朋友恨不得每天喝各种各样的茶，希望以饮茶的方法医好各种病症。在这里我需要提醒大家，由于每种茶的制作工艺不同，它们的性味有温、凉之分，而且人体的体质也有燥热、虚寒之别，所以我们在喝茶时要明白什么样的人适合什么样的茶，并做到看体质“下单”。

下面我把不同人群与相适应的茶品列举出来，供大家选茶时参考。

人群特点	适宜茶类
阴虚体质者	绿茶
阳虚体质及脾胃虚寒者	乌龙茶、花茶
吸烟喝酒者	绿茶
便秘者	蜂蜜茶
工作环境污染严重者	绿茶
用脑过多的人	花茶、绿茶
体力劳动者或运动之后	乌龙茶、红茶
缺乏劳动和运动者	绿茶、花茶
食肉较多者	乌龙茶

续表

人群特点	适宜茶类
减肥美容者	乌龙茶、绿茶、普洱茶
高血脂及动脉硬化者	乌龙茶、绿茶
抗癌、防癌者	绿茶
延年益寿	乌龙茶、红茶

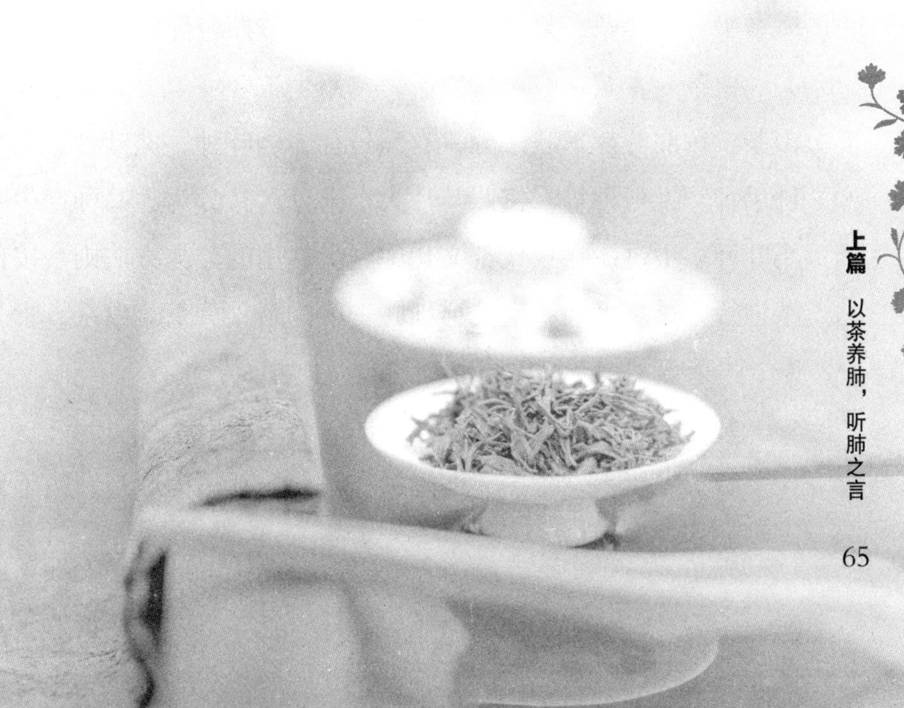

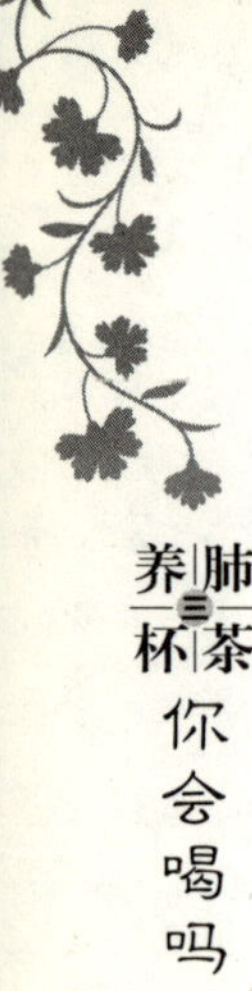

第二节　壶中有乾坤：茶的类别与功效

中国是茶的故乡，茶叶作为我国特有饮品，拥有数千年的历史，并被称之为“东方饮料的皇帝”。那么，独具中国特色的茶有哪些种类呢？不同的茶又具有哪些不同功效呢？在这里，我们请吴教授给大家聊一聊小茶壶中的大乾坤，让我们每个人都学会选择适合自己的茶。

中国的茗茶有数百种之多，而且分类方法繁多。比如，按照季节来分有春茶、夏茶、秋茶、冬茶；按照色泽来分，有绿茶、黄茶、白茶、青茶、红茶、黑茶；按照生长环境来分，有平地茶和高山茶；按照叶片形状来分，有瓜子种、柳叶种、储叶种、鸡冠种、佛手种、枇杷种等；按照叶片大小来分，又分为大叶种、中叶种、小叶种。不过，在现代茶文化中，最常用的分类方法则是按色泽对茶进行分类。下面我们就详细聊一聊绿茶、黄茶、白茶、青茶、红茶、黑茶等不同茶品的特点及功效。

1. 绿茶——性寒清爽——养智

绿茶属于不发酵茶，即以适宜茶树的新梢为原料，经杀青、揉捻、干燥等工艺流程制作而成的茶叶。由于这类茶的干茶色泽及冲泡后的茶汤、叶底以绿色为主色调，故得名绿茶。绿茶是我国产量最多的一种茶，全国有18个产茶省（区）出产绿茶，每年绿茶的出口量有数万吨，占世界绿茶贸易总量的70%左右。根据加工时干燥方法不同，绿茶又可以分为炒青绿茶、烘青绿茶、蒸青绿茶和晒青绿茶。

绿茶的特点及功效：绿茶清汤绿叶，香气清淡、口感甘醇鲜爽，无论从色泽上还是从口感上都给人一种生机勃勃之气。从功效上来说，绿茶具有提神益脑、抗氧化、杀菌、杀病毒、防癌、防辐射、利尿、降血脂、明目护齿等功效，而且还能够美容养颜，延缓衰老。

绿茶禁忌：不宜喝头遍茶，因为茶叶表面常存有农药残留物，所以头遍茶具有洗涤作用，需要弃之；不宜空腹饮茶，否则会稀释胃液，降低消化功能；不宜喝新茶，新茶对胃黏膜有较强刺激，需存放半个月以上饮用；胃寒者不宜饮用，否则会肠胃不适；哺乳期女人不宜饮用，因为绿茶对乳汁具有收敛作用；神经衰弱或失眠者睡前不宜饮用；忌用绿茶服药，因为绿茶会阻碍药性吸收；忌饮隔夜茶，长时间浸泡的茶中维生素会丧失，而且茶中的营养成分会成为细菌、霉菌的繁殖养料。

绿茶代表茶品：西湖龙井、信阳毛尖、碧螺春、六安瓜片、黄山毛峰、婺绿、恩施玉露等。

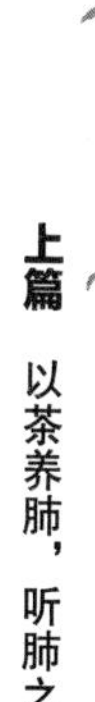

2. 黄茶——性凉醇和——养神

黄茶为仅次于绿茶的第二大茶类。虽然现在喝黄茶的人并不多，不过它在历史上的地位极高，在我国唐朝时被奉为“贡茶”。

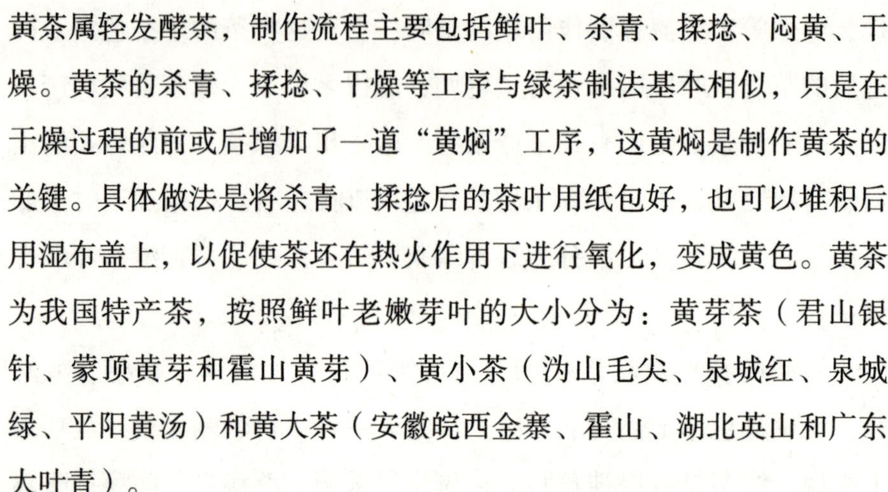

黄茶属轻发酵茶，制作流程主要包括鲜叶、杀青、揉捻、闷黄、干燥。黄茶的杀青、揉捻、干燥等工序与绿茶制法基本相似，只是在干燥过程的前或后增加了一道“黄焖”工序，这黄焖是制作黄茶的关键。具体做法是将杀青、揉捻后的茶叶用纸包好，也可以堆积后用湿布盖上，以促使茶坯在热火作用下进行氧化，变成黄色。黄茶为我国特产茶，按照鲜叶老嫩芽叶的大小分为：黄芽茶（君山银针、蒙顶黄芽和霍山黄芽）、黄小茶（沩山毛尖、泉城红、泉城绿、平阳黄汤）和黄大茶（安徽皖西金寨、霍山、湖北英山和广东大叶青）。

黄茶特点及功效：黄茶“黄叶黄汤”，具有香气清悦、滋味醇厚等特征。从功效上来说，黄茶性寒凉具有提神醒脑、消除疲劳、健脾胃助消化、防癌、杀菌、消炎、促进脂肪代谢等功效，长期饮用黄茶不仅能够减肥、助消化，而且有助于预防食道癌等病症。

黄茶禁忌：缺铁性贫血者不宜饮用，因为茶中的鞣酸会影响机体对铁的吸收，导致贫血加重；神经衰弱者不宜饮用，因为茶中咖啡因会使人神经兴奋，加重失眠；活动性胃溃疡患者不宜饮用，因为茶中咖啡因会刺激胃液分泌，影响溃疡愈合；泌尿系结石者不宜饮用，因为茶中草酸会导致结石增多；肝功能不良者忌用，因为咖啡因需要经过肝脏进行代谢，从而增加肝脏负担；便秘者不宜饮用，因鞣酸具有收敛功能，减弱肠管蠕动；哺乳期女人不宜饮用，当咖啡因通过乳汁进入婴儿体内，不仅会影响婴儿睡眠质量，而且会导致贫血、肠痉挛等；心脏病患者不宜饮用，否则会心律不齐；孕妇不宜饮用，否则会使婴儿瘦小体弱；醉酒者不宜饮用，若酒精和咖啡因共同刺激心脏，会给心脏功能不佳者造成极大的危险。

黄茶代表茶品：君山银针、蒙顶黄芽、霍山黄芽等。

3. 白茶——清淡鲜甜——养寿

白茶，顾名思义这种茶的颜色为白色，为中国六大茶类之一。为什么这种茶的颜色为白色呢？因为白茶在制作方法上相当简单，茶叶采摘后只经过轻微发酵，不经过任何炒青或揉捻动作便直接晒干或烘干。由于白茶的制作过程简单，使白色绒毛在茶的外表完整地保留下来，这便是白茶呈现白色的缘故，而且白茶在很大程度上保留了茶叶中的营养成分。

白茶的名字最早出现于唐人“茶圣”陆羽的《茶经》一书，书中记载：“永嘉县东三百里有白茶山”。也有人认为白茶始于神农尝百草时期。白茶主要产于福建的福鼎、政和、松溪和建阳等县，而且福建白茶被誉为茶中珍品，至今已有八百多年的悠久历史。

白茶特点及功效：白茶最显著的特点是白色银毫，享誉“绿妆素裹”的美名，其芽头肥壮，茶汤色泽黄亮，滋味鲜香醇厚。白茶性清凉，是众多茶类中药性最好的茶之奇葩。人们经过长期饮用白茶，发现它具有解酒、醒酒、平肝益血、降火润肺、防暑、抗癌、消炎解毒、降压、降脂护肝、保护心血管、保护眼睛、消除疲劳等功效，尤其对烟酒过度、爱吃油腻、肝火旺等人具有极大的养生保健作用。另外，陈年的白毫银针还可当做出疹患者的退烧药，所以古人又称白茶为“麻疹圣药”。

白茶禁忌：饮用白茶不宜太浓，通常150毫升水放5克茶叶就够了，每人每天只需5克，老年人更不宜喝太多白茶；白茶性寒，胃“热”者空腹饮用无妨，胃不寒者可随时饮用，胃“寒”者则要在饭后饮用；肾虚体弱、心动过快、严重高血压、便秘、严重神经

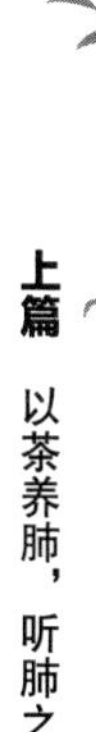

衰弱、缺铁性贫血等的患者不宜喝浓茶，更不可空腹饮用，否则将会出现“茶醉”现象。虽然白茶对茶具没有太多讲究，不过若采用“功夫茶”的茶具和泡茶方法，其调理效果会更佳。

白茶代表茶品：白毫银针、白牡丹、贡眉、寿眉等。

4. 青茶——清醇甘爽——养性

青茶，又称乌龙茶，属半发酵茶。青茶是经过采摘、萎凋、摇青、炒青、揉捻、烘焙等工序后，制作出来的优质茶品。在制作青茶时需要适当进行发酵，使叶片稍有变红。通常情况下，青茶叶片中间为绿色，叶缘为红色，所以青茶又被叫做“绿叶红镶边”。青茶是介于绿茶和红茶之间的茶类，既具有绿茶的鲜浓之气，也具有红茶的甜醇之味。又因为乌龙茶的制作工艺相当复杂，且泡法也非常讲究，所以喝乌龙茶也被称为喝“功夫茶”。

青茶特点及功效：青茶的成品茶茶条卷曲、肥壮圆结，色泽砂绿，沉重匀整。冲泡后的茶汤色泽金黄浓艳似琥珀，滋味醇厚甘鲜，兼有红茶的甘醇之味和绿茶的清香之气，轻咂一口满口生津，齿颊留香，好像天然馥郁的兰花香扑鼻而来。青茶性微凉，具有抗衰老、降脂、减肥、助消化、抗肿瘤、解毒、防蛀牙、美白肌肤等功效。青茶最好在秋季饮用，因为秋季气候干燥，人常出现口干舌燥等症状，此时多喝青茶具有润肤、润喉、生津等作用。若中老年人经常喝青茶，有助于保持听力。虽青茶的保健功能极多，但大家不要饮用过量，每天喝上1~2杯即可。

青茶禁忌：忌空腹饮用，因为空腹喝青茶会将寒气带入脾胃，导致脾胃不顺，甚至会出现头晕眼花、翻肚欲吐等症状，即我们常说的“茶醉”；忌饮冷茶，一杯温热的青茶可以令人神清气爽，而冷掉的青茶则会将寒气带入体内；忌睡前饮用，否则会使人难以入睡；忌冲泡时间过长，喝青茶对冲泡时间很有讲究，若冲泡时间过长，会导致茶多酚、类脂、芳香物质受损，而且茶中的维生素C等营养物质也会丢失，失去青茶原有的营养价值。

青茶代表茶品：铁观音、大红袍、冻顶乌龙茶、武夷岩茶、凤凰单丛、台湾乌龙茶等。

5. 红茶——温热香醇——养颜

红茶属于发酵茶，是在绿茶的基础上经过发酵制作而成的。其制作方法是，以适宜的茶树新芽为原料，经过萎凋、揉捻、发酵、干燥等典型工艺精制而成，由于这类茶的干茶色泽和冲泡茶汤均以红色为主色调，所以得名红茶。

红茶的鼻祖在中国，世界上最早的红茶出现在中国明朝时期福建省的武夷山，此茶被命名为“正山小种”。我国红茶产地广泛，主要种类有小种红茶、工夫红茶和红碎茶三大类。

红茶特点及功效：红茶在加工过程中发生了以茶多酚酶促氧化为中心的化学反应，从而产生了茶黄素、茶红素等新成分，而且茶中的香气物质也明显增加，所以红茶具有红汤、红叶和香甜味醇等特征。由于红茶经过发酵烘制而成，其茶性相对温和，口感香甜醇厚，具有解毒、活血、养胃、暖胃、强健骨骼、利尿、提神、杀菌消炎、生津清热等功效，经常饮用红茶可助消化、利尿、消水肿、延缓衰老。尤其对于女性朋友来说，每天喝红茶具有活血化瘀、美容养颜、减肥等作用。

红茶禁忌：胃热者不宜喝红茶，因为红茶性温，会导致胃热者火上加火；口臭上火的人不宜喝红茶；患有结石者不宜喝红茶；女

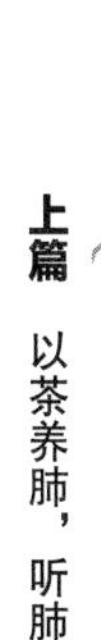

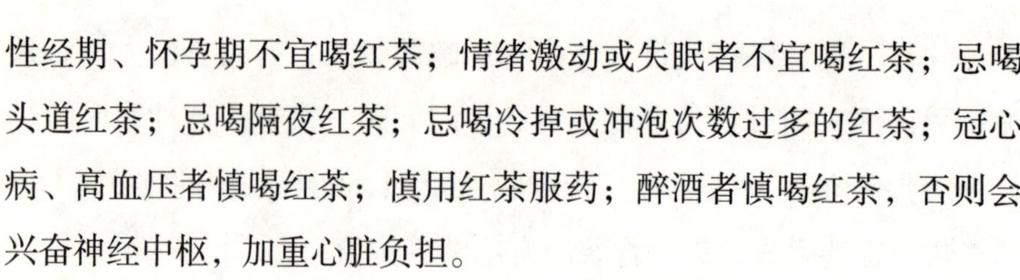

性经期、怀孕期不宜喝红茶；情绪激动或失眠者不宜喝红茶；忌喝头道红茶；忌喝隔夜红茶；忌喝冷掉或冲泡次数过多的红茶；冠心病、高血压者慎喝红茶；慎用红茶服药；醉酒者慎喝红茶，否则会兴奋神经中枢，加重心脏负担。

红茶代表茶品：祁红茶、滇红茶、英红茶等。

6. 黑茶——温醇浓厚——养心

黑茶，属于后发酵茶（发酵度为100%），因为茶品的外观呈黑色，故得名黑茶。黑茶选用原料粗老，加工时堆积发酵时间较长，使叶子的颜色呈现暗褐色，然后压制成砖。黑茶最早主要销往边疆地区，是藏族、蒙古族、维吾尔族等边疆少数民族不可缺少的生活必备品。黑茶为六大茶类之一，主要产于四川、湖北、湖南、陕西、云南、安徽等地区。

黑茶特点及功效：黑茶是经过杀青、揉捻、渥堆、干燥四大工艺而制成的茶品，其中渥堆是黑茶制作过程中的特殊工艺，也是最关键的流程，即我们通常所说的“后发酵茶”。也正因为这一特殊工艺，使黑茶色黑而具有光泽，茶汤橙黄明亮，滋味醇厚、香气持久、纯正、回味绵长。黑茶性平和，味甘苦，具有双向调节功能，比如黑茶既能清火，又可以温胃散寒。另外，黑茶还具有消食、降脂、降压、降血糖、安心养神、解酒护肝、生津止渴、减肥、抑菌、消炎、防止动脉硬化等功效。

黑茶禁忌：黑茶养生功效多，适合大部分人群饮用，不过饮用喝茶的禁忌也较多。比如，发烧者、肝脏病人、醉酒者、神经衰弱者慎喝；孕妇、哺乳期女人、营养不良者、溃疡患者忌喝黑茶。

黑茶代表茶品：云南普洱茶、湖南黑茶、湖北老青茶、广西六堡茶、四川藏茶等。

7. 花茶——芳香浓郁——养气

花茶虽然不在中国六大茶类之中，但它在中国人茶饮中的分量不可忽视。关于花茶，现在有一种说法非常流行，即“男人品茶，女人饮花”。其实，女人青睐花茶，并不仅仅因为花茶具有色彩斑斓、香气芬芳的外表，更因为花茶具有多种养生保健功效。

实际上花茶不仅适合女人饮用，它对绝大多数人群都具有养生保健作用，而且我们的祖先们早就养成了以花入茶、用花养生的习俗。比如，明代茶学家顾元庆在《茶谱》中说：“茉莉、玫瑰、蔷薇、兰蕙、菊花、栀子、木香、梅花，皆可作茶。”另外，《本草纲目》中记载：“花茶性微凉、味甘，入肺、肾经，有平肝、润肺养颜之功效。”

既然古人、现代人都钟情于花茶，那么花茶与其他茶品定有不同之处吧？在这里我们将看看花茶具有哪些与众不同的地方。与其他茶品最大的区别是，花茶是集茶味与花香于一体的特殊茶种，它既拥有茶叶浓郁爽口的茶味，又有着花草的芳香之气。冲泡饮品，花色袭人、茶香满口，令人神清气爽、心旷神怡。从功效上来说，花茶不仅具有茶的养生功效，而且还具有花的药用价值。比如说，洋甘菊具有安神功效，是失眠者的最佳茶饮；金莲花具有抗炎作用，是鼻炎、扁桃体炎的克星；千日红、桃花等具有润肤、祛斑作用，是女人美容、养颜的有效茶方。也正因为花茶具有各种养生、医病作用，所以我们在饮用花茶前要了解它的功效作用，尤其在混合饮用时更要慎重搭配，做到科学饮茶。

花茶饮用禁忌：了解花茶的特性和自身的体质状况，切忌饮用

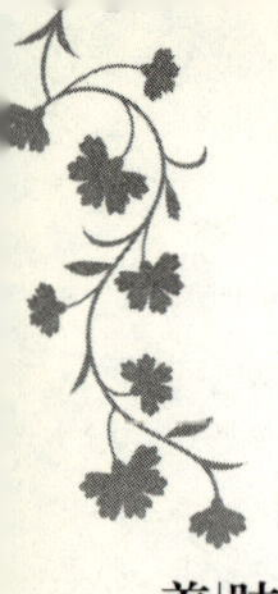

与自己体质相违背的花茶；对花茶过敏者忌用；孕妇、婴儿不宜饮用花草茶；晚上睡觉前不宜大量饮用花茶；不要对花茶进行随意搭配，要在专业人士的指导下饮用。

常见花茶的性味与功效

花草类别	性味归经	功效作用
白玉花	性凉，味甘、淡。归脾、肺经。	白玉花具有清热利湿、凉血解毒、行气化浊、止咳等功效，可治疗慢性支气管炎、前列腺炎等病症，而且具有暖胃、清心、润肺、护肤养颜等功效。
合欢花	性平，味甘、苦。归心、肝、脾经。	合欢花具有清热解毒、安神解郁、清肝明目、美容养颜等功效，可治疗忧郁失眠、胸闷食少、风火目疾、视物不清等病症。
桂花	性温，味辛。归肺、大肠经。	桂花具有散寒破结、化痰止咳等功效，可治疗牙痛、咳喘、痰多、经闭腹痛等病症。
野菊花	性微寒，味辛、苦。归肺、肝经。	野菊花具有清热解毒、疏风平肝等功效，可治疗疔疮、痈疽、丹毒、湿疹、皮炎、风热感冒、咽喉肿痛、高血压等病症。
金银花	性寒，味甘。归肺、心、胃经。	金银花具有清热解毒、疏散风热等功效，可治疗发热、发疹、发斑、热毒、咽喉肿痛等病症，可以提高机体免疫力，预防甲、乙、丙型肝炎。
玉蝴蝶	性寒，味苦。入肺、脾、胃经。	玉蝴蝶具有清肺利咽、疏肝和胃等功效，可治疗风热咳嗽、喉咙疼痛、声音嘶哑、支气管炎、扁桃体炎等病症，而且有助于提高机体免疫力。
茉莉花	性温，味辛、甘。入肝、脾、胃经。	茉莉花具有疏肝明目、开郁理气、美容养颜等功效，可治疗结膜炎、疮毒、下痢腹痛等病症，而且具有抗癌、抗衰老、延年益寿等作用。
金盏花	性平，味淡。入肝、大肠经。	金盏花具有化痰、止渴、理气解郁、健胃消食、醒酒等功效，可治疗消化系统溃疡、淋巴结炎、哮喘、支气管炎等病症，而且可预防色素沉着，增强皮肤光泽及弹性，延缓人体衰老。
玫瑰花	性微温，味甘、微苦。归肝、脾、胃经。	玫瑰花具有疏肝解郁、和血调经、健脾、排毒养颜等功效，可治疗月经不调、乳房胀痛、泄泻痢疾等病症，长期饮用可美容养颜、淡化色斑、改善睡眠质量。

续表

花草类别	性味归经	功效作用
藏红花	性平，味甘。归心、肝经。	藏红花具有养血补血、活血化瘀、理气健胃、排毒养颜等功效，可治疗妇女闭经、产后淤血腹痛、温毒发斑、忧郁痞闷等病症。
杭菊花	性微寒，味甘、苦。归肝、肺经。	杭菊花具有镇静、清热、解毒、疏风、明目、抑菌等功效，可治疗头痛、眩晕、目赤、心胸烦热、疔疮、肿毒等病症。
柠檬草	气香，归脾、胃经。	柠檬草具有化痰止咳、理气开胃、健脾、滋阴养血、利尿等功效，可治疗胃肠胀满疼痛、急性胃炎、慢性腹泻等消化系统病症，长期饮用还具有美容养颜、滋润肌肤等作用。
千日花	性平，味甘。入肺、肝经。	千日花具有祛痰、平喘、平肝明目、清肺、排毒滋阴等功效，不仅可治疗支气管炎、百日咳、哮喘等病症，而且具有美容养颜、减肥、降压、延缓衰老等作用。
腊梅花	性温，味辛。归脾、胃经。	腊梅花具有美容养颜、解暑生津、止咳等功效，可治疗百日咳、心烦口渴等病症。
山桃花	性微温，味甘、辛。入心、肺、大肠经。	山桃花具有利水、活血行瘀、润肠通便、清心润肺、解毒等功效，可治疗闭经痛经、产后瘀痛、肠燥便秘、跌打损伤、淤血肿痛等病症，长期饮用具有美容养颜作用。
勿忘我	性寒，味甘。入肝、脾、肾经。	勿忘我具有清热解毒、活血补血、清肝明目等功效，可促进新陈代谢，延缓衰老，提高机体免疫力，美容养颜。
佛手花	性平，味辛、微苦。入肝、胃经。	佛手花具有平肝降气、破气行瘀、化痰止咳等功效，可治疗肝阳上亢、肝气郁积等病症。
虞美人	性凉，味苦。入大肠经。	虞美人具有清热解毒、清肝、降血压、降血脂、降血糖等功效，可治疗高血压、糖尿病、咽炎等病症，而且具有抗癌、祛斑、美容养颜、延年益寿等作用。
百合花	性微寒，味甘。归肺、心经。	百合花具有润肺止咳、去火、清心安神等功效，可治疗燥热咳嗽、失眠多梦、虚烦惊悸、浮肿等病症。
薰衣草	性凉，味辛。	薰衣草具有清热解毒、散风止痒、化痰止咳等功效，可治疗头痛、失眠、感冒头晕、咽喉红肿、口舌生疮等病症。

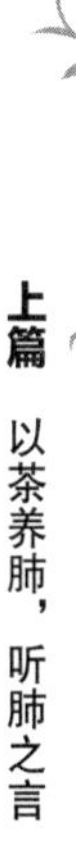

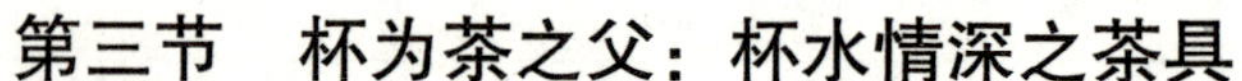

第三节　杯为茶之父：杯水情深之茶具

一杯好茶是来之不易的，这需要茶、水、器、火相互配合。所以自古就有言“水为茶之母，器为茶之父”。既然“杯水情深”，那么究竟什么茶与什么器相匹配呢？请吴教授给大家传授一下沏茶选器的方法和技巧。

俗话说，好马配好鞍，同样好茶更需要与好茶具相配。在沏茶、品茶时，茶器不仅是具有实用性的盛器，适合的茶器更有助于提升茶的色、香、味，令茶香缭绕、口舌生津。另外，质地精良、造型优美的茶器更富有文化底蕴，为品茶之事提供了一种风雅情趣。这便是茶圣陆羽所提出的“益茶”之说，即在茶具选配上要衬益茶汤之色。

古人为了更好地感受茗茶之韵，不仅对茶器的选用极其讲究，而且还为不同的茶器取了雅致的名字。比如，称煮茶罐为“鸣泉”，称茶壶为“注春”，称茶匙为“撩云”，称茶碗为“啜香”，称竹扫帚为“归洁”，甚至是最无情调的抹布，也被冠以“受侮”的雅称。总之，这些茶器的名字或拟人或比喻或双关或指代，不仅增强了饮茶的闲情雅致，而且使我们的眼、耳、鼻、口、心各个感官都感受到品茶的雅致，为生活赋予了一种灵动、优雅之美。

品茶不仅养身，更能够养心。在推杯送盏之间，我们不仅吸收了茶汤中的营养，达到了养生、治病的目的，而且在茶香萦绕、茶色醉人中也享受到感官之美。那么，究竟哪款茶配哪种茶器更有助于茶香、茶色、茶味的发挥呢？在这里，我给大家介绍一下不同茶款与茶器的搭配原则。

茶品茶器搭配原则

茶类	代表茶	茶具	理由
绿茶	西湖龙井、碧螺春	玻璃杯、玻璃壶	绿茶形态、色泽美观，用玻璃杯饮茶可以充分欣赏绿茶的形、色之美。
黄茶	君山银针	玻璃杯、玻璃壶	君山银茶具有三起三落的动态之美，用玻璃器皿品茶，更具有观赏性。
		盖碗	用盖碗品茶比较方便，茶友可以根据自己对茶香、茶味的要求，自行调节。
白茶	福鼎白毫	盖碗	适合3年以内的茶。用盖碗冲泡极其方便，茶友可根据自己对茶香、茶味的要求，自行调节。
		陶壶、铁壶	若品饮老白茶，用壶煮茶味道会更佳，而且可以让白茶的功效发挥得更充分。
乌龙茶	铁观音、大红袍	盖碗	盖碗品茶比较方便，茶友可根据自己对茶香、茶味的要求，自行调节。
		紫砂壶	乌龙茶对水的温度要求在95-100℃之间，而紫砂壶刚好具有良好保温效果，可以使乌龙茶的茶香、茶味发挥得更充分。
红茶	金骏眉、滇红	玻璃壶、玻璃杯	很多茶友喜欢观赏红茶明亮透底的茶汤、茶色，这类人可选用玻璃器皿沏茶。
		盖碗	盖碗品茶比较方便，茶友可根据自己对茶香、茶味的要求，自行调节。

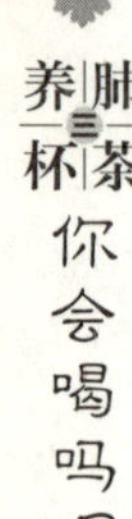

续表

茶类	代表茶	茶具	理由
黑茶	普洱茶、六堡茶	盖碗	盖碗品茶比较方便，茶友可根据自己对茶香、茶味的要求，自行调节。
		紫砂壶	冲泡普洱茶时，对水的温度要求在95-100℃之间，而紫砂壶具有良好的保温效果，可以使普洱茶的茶香、茶味发挥得更充分。
		陶壶、铁壶	对于具有一定年份的黑茶，只有煮茶方能将茶香、茶味完美地呈现出来。
花茶	菊花茶、玫瑰茶	玻璃杯、玻璃壶	花茶不但具有美颜、养生功效，而且其茶汤的外观也具有极强的观赏性。

泡茶选器禁忌：

1. 切忌用保温杯泡茶。我见过很多人，尤其是上班族，特别喜欢用保温杯泡茶，他们认为保温杯保温效果好，一天下来杯子中的水都是热的，口渴的时候随时都可以饮用。我在这里提醒大家，这种喝茶的方式是极其错误的。茶叶中含有丰富的蛋白质、糖、维生素、脂肪等营养成分，而且茶叶中还含有咖啡碱、茶多酚、单宁、茶色素等具有药理作用的物质。如果以保温杯泡茶，茶饮被长时间浸泡在高温的水中，其作用相当于温火煮茶，这样一来茶中的茶多酚和单宁会被大量浸出，导致茶色浓重，茶味苦涩。茶叶中含有大量维生素C，当水温超过80℃，维生素C会被破坏，从而降低茶的养生保健作用。另外，由于保温杯使茶水长时间处于高温状态，茶中的鞣酸、茶碱大量渗出，芳香油大量挥发，不仅会使茶汤失去营养和茶香，而且还会产生对人体有害的物质。

2. 切忌用搪瓷茶具泡茶。搪瓷茶具又俗称“茶缸”，它的名字与茶有关，仿佛是专门用来喝茶的，而实际上搪瓷茶具并不适合泡茶。原因一，搪瓷茶具用久了会被磨损，使搪瓷里面的铁皮显露出来，金属成分会被茶汤溶解，不仅会导致茶色发黄，而且使茶汤失去原味。原因二，搪瓷茶具具有传热快、散热快的特点，若用它泡茶水温很容易降低，影响茶香、茶味的发挥。

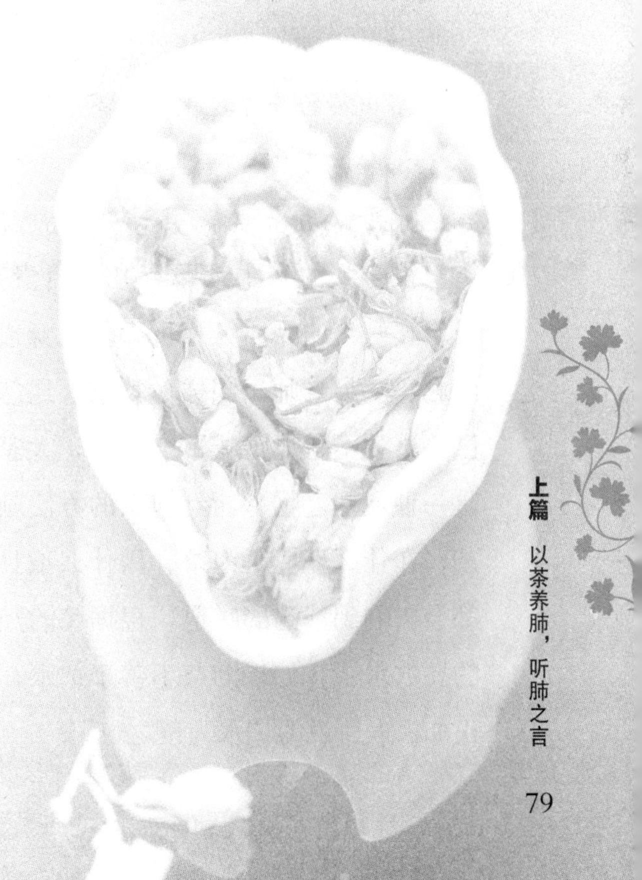

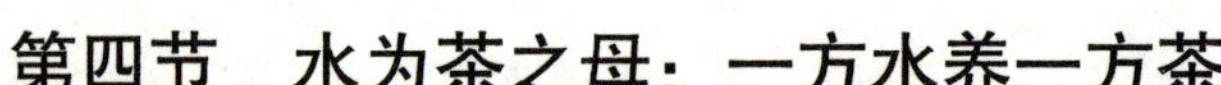

第四节　水为茶之母：一方水养一方茶

古人喜欢追求雅致情调，并把琴棋书画诗酒茶称之为“人生七雅”。现代人行色匆匆，早已没有了古人的诗情画意，但喝茶的习惯却保留至今。尤其随着生活水平的提高，很多家庭中都藏有龙井、猴魁、毛峰等名贵茶品，但不知为什么，就是品不出茶的芳香之气。泡茶有哪些讲究，我们如何才能沏出一壶清鲜醇美之茶？

很多人的家中都藏有几种名贵茶品，但由于缺少泡茶经验，总会让好茶的品质大打折扣。我身边的朋友们也经常会问我类似的问题：“吴老师，同样一款茶，经您手沏出的茶汤很香，怎么我自己一试就不是那个味了？”对于大家的这个疑问，我要说的是，茶是一种灵性之物，而且泡茶的方法颇有讲究，比如你以什么心情泡茶，在什么环境下泡茶，用什么茶具泡茶，选择什么样的水沏茶，都会影响到茶汤的味道。根据我的经验来看，对茶香茶色影响最大的要数水了。如果沏茶不善于选水，将会使名贵茶品白白浪费，这正如古人所说的“水为茶之母”。

好茶配好水。有关茶与水的关系，明人张大复在《梅花草堂笔谈·试茶》中讲得非常透彻，其中写到：“茶性必发于水，八分之茶，遇水十分，茶亦十分矣；八分之水，试茶十分，茶只八分耳。”另外明人张源在《茶录》一书中也说：“茶者，水之神；水者，茶之体。”如果大家还是不太清楚水对茶的重要性的话，我们不妨打个比方，水和茶的关系，如同水和鱼之间的关系一样，水好鱼活跃，茶得好水可以更好地呈现香、色、味。在民间流传有“龙井茶”、“虎跑水”、“扬子江心水，蒙山顶上茶”的说法，所以只有名泉伴名茶，才能够使茶汤的品质达到最高境界。

那么，究竟什么样的水才算得上沏茶好水呢？

唐代茶圣陆羽在《茶经》一书中总结说：“其水，山水上、江水中、井水下。”另外，明代养生学家高濂在《遵生八笺》“茶泉类”篇章中写道：“灵，神也。天一生水而精明不淆，故上天自降之泽，实灵水也，要之皆仙饮也。”这句话告诉我们，天上降下来的雨水、雪水是沏茶的上乘之水，另外在经典名著《红楼梦》中也有以雪水烹茶的详细描述。不过这种雪水、雨水烹茶只适用于古代，生活在现代的我们早已无福体验了。在工业污染严重的今天，别说用雪、雨沏茶了，能够品尝干净的泉水都已经很难得了。

听到这里，大家肯定紧张发问：“既然吴老师说这水不行，那水也不可以，那这个茶我们怎么来喝呢？”在这里，我们不妨从选水、煮水两个方面来聊一聊水对茶的重要性。

第一，泡茶选水讲究“活、甘、清、轻”四字。所谓“活”，即水品为活水；所谓“甘”，即水的味道要甘甜；所谓“清”，即水质要干净；所谓“轻”，即水质要软。那么，究竟哪些水符合这

些标准呢？在这里我们不妨给大家一一介绍。

1. 泉水，沏茶上上水。关于这一点，茶圣陆羽早已在《茶经》中明言“山水上”，这里说的“山水”即山泉之水。由于泉水中杂质少、透明度高，且污染少，用泉水沏可以使茶的色、香、味得以最大程度地得到发挥，沏出的茶汤颜色鲜亮、清香四溢、入口润滑醇厚，向来是爱茶之人的最佳选择。中国名泉代表有江苏镇江的冷泉、江苏省无锡惠山的惠泉、苏州虎丘的虎跑泉等。这些都是大家公认的泡茶好水，各位感兴趣的话，可以去探索一下。

2. 江水、溪水、湖水，都是沏茶用水的不错选择。陆羽在《茶经》中说“江水中”，也就是说，在没有泉水的情况下，江水、溪水也是烹茶的不错水源。江水属于地表之水，通常情况下含杂质多，水质较浑浊，不过有些地方人烟稀少、植被生长茂密，且污染源少，这些地方的江水不失为烹茶好水。如唐朝诗人白居易在诗作中写道：“蜀水寄到但惊新，渭水煎来始觉珍”，在白居易眼中，用渭河之水煎出的茶汤是弥足珍贵的。另外，明代茶人在《茶疏》中写道：“黄河之水，来自天上。浊者土色，澄之即净，香味自发。”用黄河之水烹出的茶汤香味宜人，只不过在烹茶之前，需要先把浑浊的黄河水澄放干净而已。不过遗憾的是，随着污染，这些很多都已经成为传说了，真叫人遗憾呀！那么，现在有哪些江水、溪水可以饮用呢？比如，浙江桐庐的富春江水、淳安的千岛湖水、绍兴的鉴湖水，都是沏茶的上等之水。

3. 自来水沏茶需软化。生活用水有硬水和软水之分，比如我们饮用的自来水就属于硬水。由于自来水为硬质水，需要经过软化才能泡茶。那么，究竟什么水为硬水呢？即钙、镁、铁等矿物质含量较高的水，硬水泡茶，难以呈现出茶叶的良好品质。另外，我们时常饮用的自来水大都来自江水或湖水，需要进行净化、消毒。在对水进行消毒过程中，会放入大量的氯离子，因此我们常常会闻到自来水中有一种刺鼻的气味，若不进行处理就用来沏茶，将大大影响茶汤的品质。

如何来软化自来水，并处理掉水中的氯离子呢？最简便有效的方法就是，将自来水在水缸中静置一晚上，待氯气释放后再煮沸沏茶。为使水中的氯离子彻底释放，在煮沸时要稍微延长煮沸时间。当沸水离火后要静放一段时间，使水中的钙、镁、铝等杂质沉淀，然后以水沏茶。也有一些家庭，会选择净水器、磁水器对自来水进行软化，并用活性炭来吸附水中的氯化物。这种办法也是可行的。

4．井水不宜泡茶。井水属于地下水，由于底层中融入较多的矿物质和盐类，因此井水的硬度较大且含盐量高，尤其是城市中的井水，因水源受到重度污染，会明显影响茶色、茶味、茶香的发挥，所以说井水不宜泡茶。不过，所有的事情都不可一概而论。有些地方的井水属深层地下水，由于受耐水层保护污染较少，不仅水质干净，而且味道甘甜，堪称烹茶好水。比如，湖南长沙的白沙井，其井中的水是从砂岩中涌出的清泉，水质干净，长流不息。用白沙井水沏出来的茶，口感纯正，味道清香，是用普通水无法沏出的美味茶汤。

5．桶装水因活性不足，也不宜泡茶。由于桶装纯净水取用方便，所以很多朋友喜欢用桶装水泡茶。在这里我要提醒大家，桶装水并不是泡茶的理想水种。我为什么说桶装水不宜泡茶呢？原因有两个。其一，桶装水的水质过于纯净，茶汤的颜色出来得较慢；其

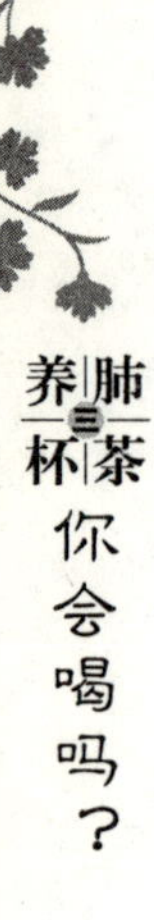

二，桶装水放置的时间较长，水中的含氧量较低，且缺少活性，不但会影响茶中香气的释放，而且茶汤的口感较差。所以不要用桶装水泡茶。

第二，煮水烹茶需“二沸”。前面我们说的是如何选水，当把水选好之后，下面的工作就是煮水沏茶了。那么，煮水这一流程又有哪些讲究需要注意呢?

在煮水品茶中，茶圣陆羽早已提出了“三沸”之说：“其沸,如鱼目微有声为一沸；缘边如涌泉连珠为二沸；腾波鼓浪为三沸。”用通俗的语言来表达，陆羽“三沸”之说的大概意思是：当水煮到初沸时，水中会有如鱼眼一般大小的气泡冒出，稍微会发出声音，这称之为一沸；然后水壶的边缘会有像涌泉一般连续不断的气泡向上冒，这称之为二沸；最后壶中整个水面开始沸腾，好像海水波浪翻滚，这称之为三沸。到了这个程度，如果再继续煮下去，水将会失去应有的性能，而且对人体健康不利。所以，我们要注意把握好这个分寸。

我认识不少朋友，在煮水沏茶时，总是对水沸腾程度控制不好，让水长时间在大火上翻滚。如果用这种水沏茶，不仅无法品尝出茶汤的纯美之味，而且有损人体健康。那么，我们如何来掌握水的最佳沸腾度呢？沏茶之水的最佳沸腾程度为“二沸”，也就是把水煮到水壶边缘有涌泉般的气泡向上冒出即可。这个时候的水，拿来泡茶可谓佳品。

第五节　花草皆有情：互相搭配学问多

每天饮用花草茶已成为一种潮流，尤其是那些追求时尚的都市白领们，更是在花草茶饮中玩起了花式各样的“混搭”。虽然不少花草都具有养生功效，但盲目混搭会对身体健康带来各种隐患。请吴教授给我们讲一讲花草茶搭配的学问。

我很高兴看到花草茶在今天能够流行起来，这说明我国的传统文化后继有人喽。我想告诉大家，在常规的茶品之外，花草茶对中国人的影响是很长久的。自古以来，花草就是国人的最爱，更是达官贵族、风雅人士的必备茶饮。在中国和印度的茶叶出现之前，各种花卉茶饮早已在皇宫贵族中广泛流传。所以古人有着“上品饮茶，极品饮花”的说法。

那么，究竟何为花草茶呢？所谓的花草茶通常不含茶叶成分，确切来说花草茶是指将植物的叶、花及皮等部分加以熬煎或者冲泡，使其汤汁中产生芳香味道以作饮品。从各种天然植物中提炼出来的花草茶不仅外观漂亮迷人，而且具有极大的药用价值。通过日常茶饮，花草茶中的有效成分便能够发挥出不小的治疗作用。另

外，花草茶不同于一般茶叶或咖啡，其成分中不含茶碱或咖啡因，不会使人上瘾。因此，花草茶属于最佳天然饮品，适合长期饮用。

如今是推崇自由、时尚的时代，越来越多的人开始饮用花草茶，并喜欢对花花绿绿的花草进行“混搭”。从视觉上来看，这些混搭出来的茶的确有别于其他茶饮，呈现出一种典雅、高贵之美。不过我在这里提醒大家，每一款花草都具有它独特的功效和药性，而且很多花草之间的药性是相克的，如果我们盲目追求视觉上的美，不但不能起到养生保健作用，反而会伤害我们的身体。

我认识一个在外企上班的女孩小贾，因为前段时间天气干燥，导致面部皮肤缺水爆皮。于是她在网上购买了一些花草泡茶喝，想通过茶饮来美容养颜。她将购买的玫瑰花和枸杞子泡在一起喝了几天，不但皮肤问题没有改善，反而出现了口腔溃疡和便秘等问题。无奈之下只好来找我进行咨询。

经我察看，发现小贾之所以会便秘和口腔溃疡，问题就出现在她最近喝的花草茶上。从药性上来讲，玫瑰花性温，枸杞子性平，而小贾又属于阴虚内热体质，将这两样东西放在一起冲泡代茶饮，自然就出现了大便干结、口腔溃疡等症。于是，我建议她将玫瑰花换成菊花，因为菊花具有清热解毒功效，和枸杞子配合饮用，不仅可以改善便秘和口腔溃疡，而且有明目功效，以消除长时间看电脑导致的眼疲劳。

虽然花草本身是治病良药，但如果搭配不当就会把“良药”变成“毒药”。所以说，花草搭配学问多着呢，切不可混乱搭配。在进行花草配伍时，不仅要了解各种花草的药性，更要清楚自己的体质适合哪些花草，又禁忌食用哪些花草。那么，我们如何来进行花草茶之间的科学搭配呢？我在这里给大家强调几点搭配禁忌，以供大家参考。

花草搭配禁忌一：温性花草和寒性花草搭配。

不同花草具有不同性味。通常食用性花草包括性寒、性温、性平之类。这些不同性味之间很可能是相克的，若混合食用容易产生对身体有害的物质，轻则使身体不适，重则会引起中毒。因此，在进行花草配伍时，温性花草禁忌与寒性花草搭配。

花草搭配禁忌二：花草性味与体质相违背。

在食用花草前，要搞清楚自己的体质状况，然后选择适合自己的花草进行泡茶。比如，体质热的人宜选用寒凉性花草，如夏枯草、菊花、金银花、槐花等；而体质虚寒的人宜选择温性花草，如梅花、茉莉花、玫瑰花、月季花、藏红花等；而性平的花草如合欢花、玉米须、芙蓉花、薰衣草等，大部分人群都可以食用。如果体质虚寒的人常喝性味寒凉的花草茶，会让身体越来越寒，体质热的人若常喝热性花草茶，将会使身体中的火气越来越大，最终导致口干舌燥、便秘等。

花草搭配禁忌三：复合型花草茶种类控制在3～4种。

在进行复合型花草茶搭配时，花草的种类越多，功效也就越多，同时对身体造成的不良影响也可能会越多。比如，女性若在月经期间患了风寒感冒，就不能大量饮用性寒的花草茶，若寒性花草搭配过多，不但会使感冒久治不愈，而且会影响月经的正常排出，最终导致血瘀、血滞。所以，在进行复合花草茶配伍时，要在专业人员的指导下进行，而且花草配伍种类最好控制在3～4种。

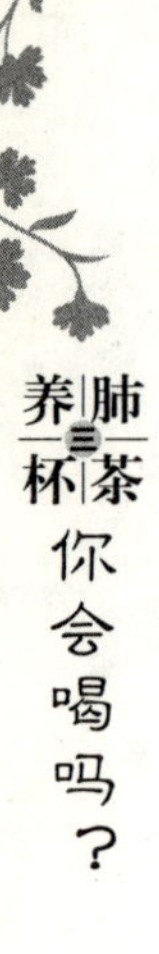

第六节 茶饮小贴士：正确饮用不伤身

饮茶是中国流传已久的习俗，在暑热的夏季喝上一杯清爽绿茶会令人神清气爽，在寒冷的冬天泡上一杯热气腾腾的红茶，既暖身又暖心。不过喝茶也需要了解饮茶学问。在座的各位朋友，您知道怎么喝茶最养生吗？今天，我们就请吴教授给我们聊一聊正确喝茶不伤身的学问。

我们常说，武有武道，文有文道。其实喝茶也需要讲究茶道。那么，究竟什么是茶道呢？所谓茶道，即品茶、赏茶的美感之道，其中包括沏茶、赏茶、闻茶、饮茶的各种礼仪和方法，不同茶的作用、功效等。不过，我们先把饮茶礼仪放一边，今天重点和大家聊一聊喝茶有哪些好处以及如何喝茶更养生等。

茶是一种有益于身心健康的上等饮品，世界上一半以上的人都喜欢喝茶。茶之所以被定为健康饮品，是因为茶叶中含有茶素、单宁、芳香油和维生素C等各种有益于人体的物质，经常喝茶不仅具有提神醒脑、明目去火、消食健胃、祛暑、通便、利尿等作用，而且还具有防癌、防辐射、防心脑血管病等功效。也正因为这个原因，越来越多的人爱上了喝茶。既然这么多人喜欢喝茶，那么如何正确喝茶呢？今天我就给大家介绍几个正确喝茶的小窍门。

窍门一：泡水有讲究。关于水的知识，我前面已经详细讲过，这里就简单说下。我们日常饮用的水包括天然水和人工处理水两种。天然水包括泉水、河水、井水、天落水等。人工处理水包括自来水、蒸馏水、无离子水等。不同类型的水对茶汤的品质影响很大。在选水泡茶时，泉水最佳，其次是江水、河水。泡茶的水温以沸腾后冷却到90℃左右的开水为宜。

窍门二：存茶有门道。再好的茶叶，如果保存不当，也会影响茶叶的品质。茶叶的含水量在5%以下才耐保存，对于足够干的茶叶，可以用密封的器皿进行保存；茶叶都怕阳光，尤其是高档的绿茶和花茶对光更敏感，千万不要把茶叶放在阳光直接照射的地方；另外，茶叶对温度也有要求，常温下茶内的物质不稳定，通常0～5℃最适合茶叶的储存。

窍门三：四季饮茶各不同。春季干燥宜饮绿茶，因为绿茶既有生津止渴作用，又能够清热解毒；夏季天气闷热，此时可饮用冰凉绿茶，即将绿茶冲泡后加入适量冰块，饮用后清新爽口，祛除暑热；秋季时气温早晚偏凉，这个季节可以饮用乌龙茶和花茶；冬季天寒地冻，这个季节多喝红茶具有暖胃祛寒效果。除根据季节饮茶外，每个人最好结合自己的体质选择适合自己的茶品。

饮茶品茶，不仅需要掌握一些窍门，更需要了解一些饮茶禁忌，只有这样才能够真正做到健康饮茶不伤身。那么，饮茶过程中有哪些禁忌呢？

禁忌一：爱喝新茶。新茶存放时间较短，茶叶中含有未经氧化

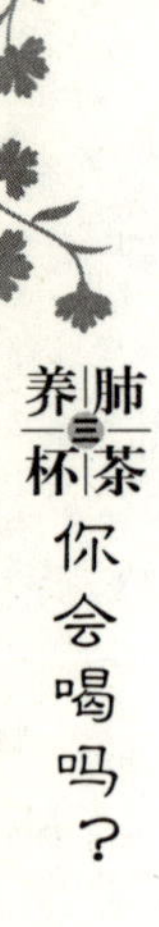

的多酚类、醛类及醇类等物质，这些物质对胃肠黏膜有极大的刺激作用，容易诱发胃病。所以喝茶切不可一味地求新，尤其是存放不足半个月的茶更不要喝。

禁忌二：喝头遍茶。茶叶在栽培与加工过程中会被农药或其他有害物质污染，这些物质大多存留在茶叶表面。因此，头遍茶具有洗涤清洁作用，切忌饮用。

禁忌三：空腹喝茶。空腹饮茶会稀释胃液，降低肠胃的消化功能。另外，茶叶中的不良物质会大量进入血液，会出现头晕、心慌、手脚无力等症状。

禁忌四：饭后立马饮茶。茶叶中含有大量鞣酸，这种物质会与食物中的铁元素发生反应，生成一种难以溶解的新型物质，长此以往将会导致身体缺铁，诱发贫血病症。而正确的喝茶时间是饭后1小时。

禁忌五：发烧喝茶。茶叶中含有一种名为茶碱的物质，具有提升体温的作用，如果一个人在发烧时喝茶等同于“火上浇油”，自然会伤害身体。

禁忌六：溃疡喝茶。茶叶中的咖啡因有助于胃酸分泌，从而提升肠胃中胃酸的浓度。胃酸增多会导致胃及十二指肠溃疡甚至是穿孔，有这类溃疡的患者切忌此时饮茶。

禁忌七：经期饮茶。若女人在经期喝茶，尤其是喝浓茶，会加重腹部疼痛、恶心、呕吐、腹泻等经期综合征症状。与不喝茶的人相比，经期喝茶的人发生经期紧张症的概率会高出2.4倍。

所以说，一个喜欢喝茶的人，更要懂得科学饮茶，只有这样才能够达到茶疗养生、延年益寿的功效。

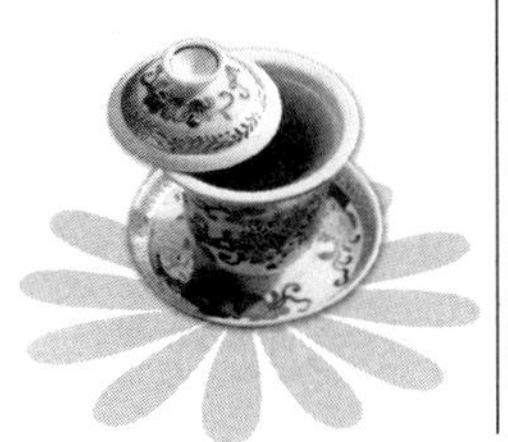

中　篇
清肺保健茶饮

第一章　脏腑和，肺安康，三杯茶通调五脏

第一节　肺与心相互为用，真金需火炼
——养心神，西洋参配红枣

在现实生活中，我们提及某个粗枝大叶的人，总爱说你看这家伙没心没肺的。心和肺是一对好搭档，总被我们一起拎起来说。可前段时间，我家有个亲戚心脏不好去医院检查，医生说是肺有问题引起的。这真让我脑洞大开了，为什么心脏不好就与肺有关系呢？这到底是怎么一回事儿？吴教授能为我还有大家讲一讲其中的玄机吗？

聊到肺与心之间的关系，我今天先要给大家讲一个发生在我身边的真实故事。有一天，我的一个朋友感觉自己心慌气短、呼吸困难，就去医院看中医。医生把脉后开了药方，让他去药房拿药。朋友拿到药方出了一身冷汗，原来药方上大都是补血、养心的药。朋友认为自己患了什么不治之症，惊慌失措地问医生："大夫，是不

是我心脏出了毛病？难道我的生命已经时日不多了吗？”

医生被我这位朋友搞得莫名其妙，难道我把病症诊断错了，医生在心里嘀咕着。再看到朋友手中的药单，医生恍然大悟，笑着安慰道：“哈哈，你多虑了！我之所以给你开养心、补血的药，是因为你肺气亏损太久。而气与血是相依的，所以要想调好你的肺虚气亏之证，就要先从养心开始。”

听到这里，可能大家仍然是一头雾水。心是心，肺是肺，这肺出现了毛病，又与心有什么关系呢？从中医的角度来说，肺主气，心主血。肺与心之间并不是各自为政，而是彼此之间相依相存，比如“气为血之帅，血为气之母”，也就是说气可生血、行血，血又能够生气并是气之载体。当人肺气不足时，会影响身体的血液循环，导致心血淤阻，常表现为胸闷、心悸、嘴唇发紫，时间一久就会伤及心脏；反过来，而当一个人的心脏功能不好，又会影响到肺的呼吸功能，导致肺虚气亏。也正是因为这个原因，医生在给我那位朋友看病时，先从养心开始，当心脏功能正常了，肺虚气亏的毛病自然也就治好了。

关于心的重要性，《黄帝内经》中说：“心者，君主之官也，神明出焉。主明则下安，以此养生则寿，殁世不殆；主不明则十二官危，使道闭塞而不通，形乃大伤，以此养生则殃。”这句话的意思是说，心脏是人的一身之主，健康之本，生死之源，它就好比一个国家的君主，能够表现出神圣与精明。若君主英明，则天下安定，以这种方法养生，能够健康长寿，一世无灾；而若君主不英明，其下属各个体统都将不协调、不安分，信息闭塞，指令单行，导致形体大伤，如果用此法养生，自然是多病多灾。由此可

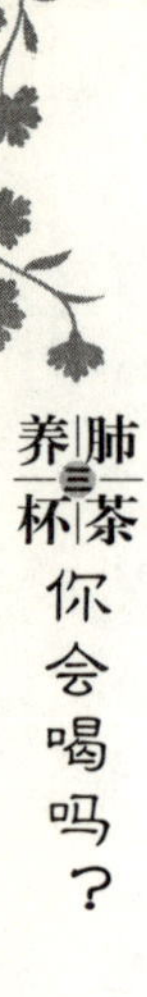

见，心是五脏的重中之重，要想调理好我们娇贵的肺脏，还要先从养心抓起。

那么，有什么办法可以养心呢？在这里，我给大家介绍几种润肺养心茶，只需平时多饮几杯就可以调理好身体。

补肺养心三杯茶

◇1. 西洋参茶

【原料】西洋参2克，白茶3克。

【制法】先将西洋参切成薄片，然后将西洋参片和白茶一起放入茶杯中，以沸水适量冲泡。放置温热后可饮用，并且将西洋参吃掉。

【用法】代茶频饮。

【功效】补气养阴、补肺止咳、生津止渴、延年益寿等。

【主治】阴虚火旺、劳嗽、口干舌燥、五心烦热等症。

◇2. 葡萄红枣茶

【原料】红葡萄10克，红枣6枚，红茶适量。

【制法】将葡萄、红枣洗净，与红茶同放锅中煮10分钟。

【用法】代茶频饮。

【功效】益气补血、滋阴养血等。

【主治】气短乏力、头晕眼花、须发早白、咳嗽气喘等病症。

◇3. 白木耳参茶

【原料】人参20克，白木耳10克，冰糖适量。

【制法】将白木耳放在温水中泡开，将人参洗净；把以上2味茶料放在锅中，加入适量清水，煮至白木耳熟烂为止；加适量冰糖调味。

【用法】代茶频饮。

【功效】补血益气、养心安神、润肺等。

【主治】失眠多梦、心神不宁等症。

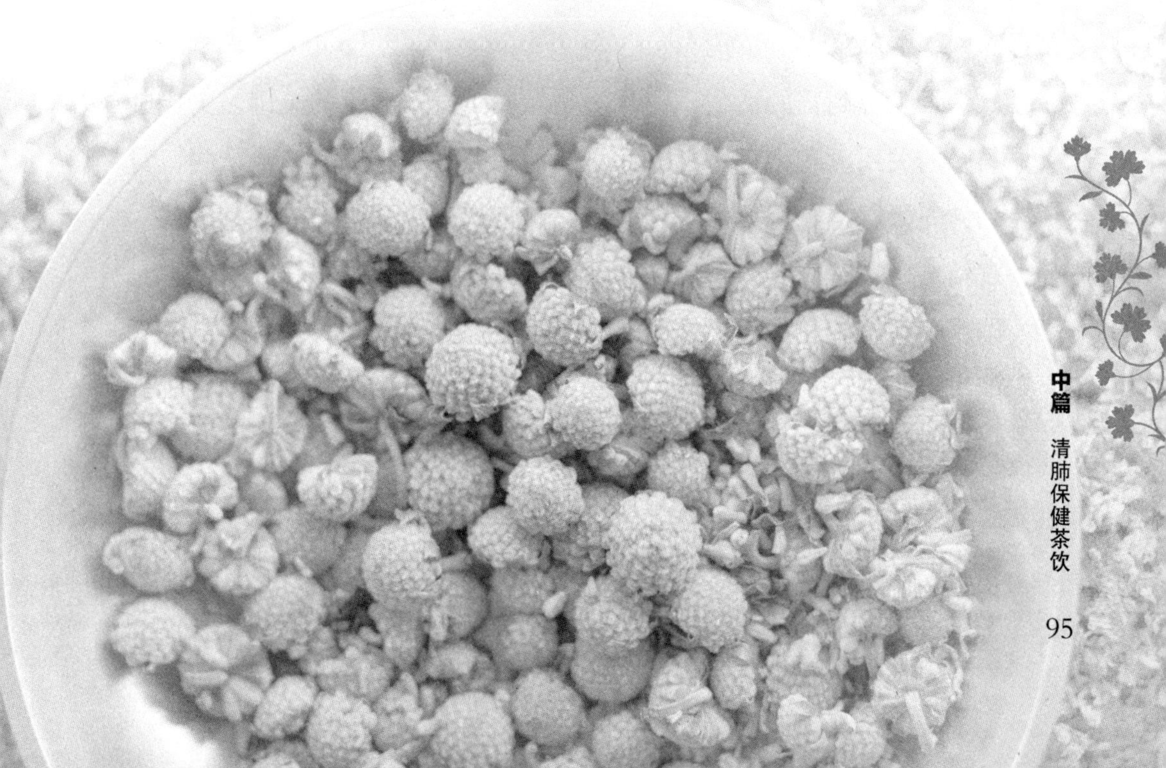

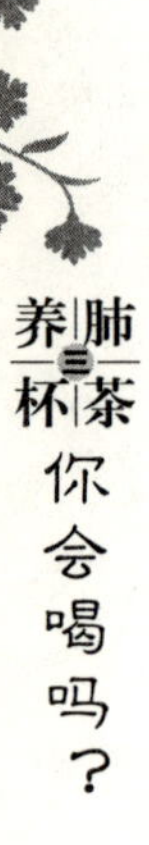

第二节　肺与肾金水相生，肾好肺无忧
——补肾虚，枸杞搭配何首乌

说起养生，我们经常听到“肾气足，百病除”的养生理论。关于各个脏器之间的关系，有这样一则歌诀流传：“肝病先调肾，肾病先调肺，肺病先调脾，脾病先调心，心病先调肝。”那么，肺与肾又有什么关系呢？我们不妨从吴教授今天的养生课中找到答案。

今天提到肾的话题，我认为是抓住了健康养生的关键。关于肺与肾的关系，我也正好有一肚子的话想跟大家聊聊。中医认为，肾为“先天之本”。所谓“先天”，即指禀受于父母的“两神相搏”之精。《黄帝内经》中说：“两神相搏，合而成形，常先身生，是谓精。”肾中之元气，又叫元精，是生命的原动力，一个人的肾功能决定了先天禀赋的强弱、生长发育的快慢以及脏腑功能的盛衰。你说肾重要不重要？要想健康长寿，我们能够不养肾吗？

肾具体是指什么？我跟大家简单说说。人体中的肾分为左右两个，对五脏六腑具有温煦、滋润、濡养、激发等作用。所以，一个人肾脏亏虚了，生命力将会减弱，身体其他脏器的病症将会接踵而至。

那肾又与五脏之中的肺有什么关系呢？从生理结构上来说，肺为水之上源，肾为主水之脏。通俗来说，肺主一身之气，水液只有经过肺气的宣发肃降，才能达到身体的各个组织器官并最终输入膀胱，所以说，肺为水之上源。而肾阳又为人体的诸阳之本，它的气化作用具有升降水液的功能。只有肾与肺相互配合，才能够完成机体的水液代谢。

从呼吸功能上来说，肺为气之主，肾为气之根。就是说，肺和肾一起管理呼吸。若肾的精气充沛，吸气充足，经过肺之肃降，使之下归于肾，两者之间协调配合，共同完成正常、均匀的呼吸活动。若一个人肾气不足，则气浮于上，身体将会出现呼吸困难、气短、气喘等不适症状。反过来，若肺气久虚，也会伤及肾脏，同样也会出现气喘、气短等症状。这种现象用中医术语来说，即“肾不纳气”或“气不归根”。

从中医五行上来说，肺属金，肾属水，金可生水，水为金之子，也就是我们常说的“肺肾相生”。这就好比一个怀孕的准妈妈，她只有在怀孕时摄入足够多的营养，才能够生出来一个健壮的宝宝。另外，也正是因为宝宝的存在，才使孕妇的机体发生了诸多形体上的变化，而且这些变化对母子都是有好处的。此时，无论母子双方哪个出现了问题，都会影响到对方的生命安危。所以说，肺与肾金水相生，才能健康无忧。

那么，我们如何来养肾来获得肺的安康呢？

在这里我不得不说的是补肾养肺茶方——首乌养肾茶。

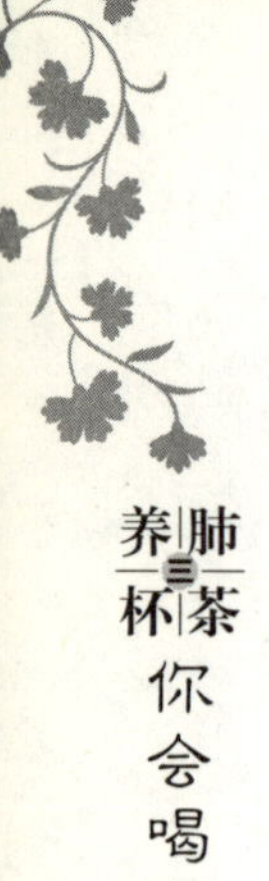

这款养生茶的具体泡制方法是：何首乌20克，枸杞子10克，加入250毫升热水冲泡，焖放20～30分钟之后饮用。在此茶方中，何首乌味甘苦，性微温，具有补肝、益肾、养血等功效；枸杞子味甘，性平，入肝、肾经，具有滋肾、润肺、补肝等功效。本茶方适合肝肾阴亏、肾气不足等人群长期饮用。不过枸杞子属于滋补之物，多用容易上火，体质燥热者要适当减少枸杞子的用量。另外，在本茶方中加入菊花8克，可以中和枸杞子的热性。

补肾养肺三杯茶

◇1. 胡桃蜜茶

【原料】胡桃仁10克，绿茶15克，蜂蜜适量。

【制法】将胡桃仁和绿茶共同捣成细末，以适量沸水冲泡，加入适量蜂蜜调味。

【用法】代茶频饮。

【功效】温肾纳气、充旺元阳等。

【主治】哮喘、肾肝阴虚、气血虚亏、滑精早泄、阳痿、男子房事低下等症。

◇2. 女贞黄芪茶

【原料】女贞子、黄芪各5克。

【制法】将以上两种茶料放入锅中，加入500毫升清水，大火煮沸后熄火。

【用法】代茶频饮用，每天1杯，长期饮用。

【功效】滋阴、补肺气、补肝、益肾、清虚热等。

【主治】肝肾不足、视力模糊、头晕、耳鸣等症。

◇3. **虾仁茶**

【原料】虾仁50克，洞庭碧螺春2克，枸杞子5克，蜂蜜适量。

【制法】先将虾仁洗净，和洞庭碧螺春、枸杞子同放入锅中煎煮；煮沸后用茶漏滤取茶汁，放入适量蜂蜜调味。

【用法】代茶频饮，每日1剂。

【主治】肾虚阳痿、早泄、精神不振、腰膝酸软等症。

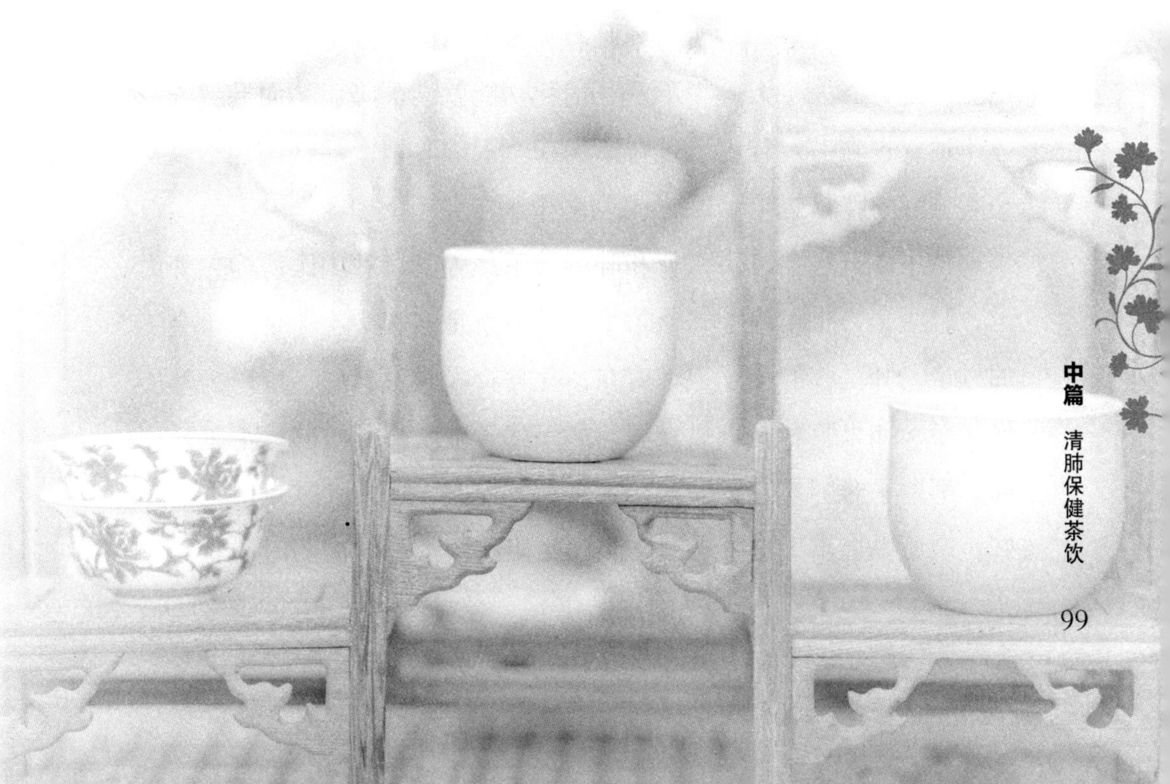

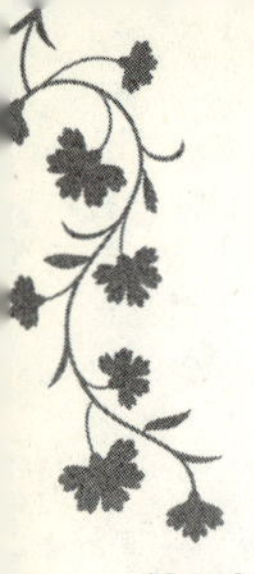

第三节　肺与脾母子相生，脾壮肺自强
——祛脾疾，党参配茉莉花茶

我们身边如果有哪个人性格不好，爱发火，我们就说这个人“脾气”不好。那么，一个人的脾气是由什么决定的呢？会不会与我们的脾脏有关系呢？今天我们就请吴教授针对“脾”这个脏器与大家聊一聊。

一个人脾气好坏是否与脾脏有关系，目前医学上还没有明确定论。不过，当一个人脾胃不好，消化功能就会下降，从而导致人身体不适，这在一定程度上也会影响一个人的心情。那么，什么因素会影响人的脾胃功能呢?脾脏又与哪个脏器关系密切呢?

从中医五行上来讲，脾和肺的关系最为密切。中医认为，脾为土，肺为金，土可生金，通俗来说的话就是，脾（土）是肺（金）的母亲，肺是脾的孩子，脾胃在消化食物吸收营养后，可以为肺提供能量，如果脾壮肺自然强健，如果脾气虚就会导致肺气不足。比如，那些平时容易感冒的人，大多都体质差，通常食欲胃口也不太好。之所以会出现这种状况，是因为当一个人脾气虚弱时，就无法将五谷生化成的营养来濡养肺脏、补充肺气的营养亏欠，肺不够强健，自然就会感冒生病。反过来，如果一个人肺气虚亏，也会引起脾气不足。想想看，如果一个人连呼吸喘气都费力气，哪里还有心思吃更多的饭呢？这就是中医上经常说的“脾肺相生”理论。所以说，子靠母强，母凭子贵，我们要想让“肺”这个孩子不生病，首先要健“脾”这个母亲。

那么，有什么办法可以使我们的脾脏强健有力呢？《黄帝内经》中说“久坐伤肉”，这里所谓的肉即“肌肉”，而我们脾脏刚好主管肌肉，如果一个人经常坐着会导致气机淤滞，最终影响到脾胃的生化功能。所以说，健脾的最好办法就是多运动。如果条件允许的话，可以经常去健身房健身。如果条件不允许也要想办法多动，比如在工作时，可以每隔一个小时站起来走走，伸伸懒腰，周末闲暇的时候可以打打太极拳、跑跑步等。

另外，过度运用也会导致脾胃伤病。因为当脾胃过度劳累时会出现亢奋现象，亢奋之后必然会使脾功能衰竭。所以，我们要想保护好脾，一定要做到饮食节制。在诊治病人时，经常会有患者向我倾诉：“吴老师，我最近胃口非常不好，每天都没有饥饿感，不过为了身体健康着想，我还是会强迫自己吃些食物。这样一来，就更难受了，总感觉肚子胀胀的，食物长时间堵在肠胃中难以消化，时不时地还会打几个气味难闻的饱嗝。”其实，具有这种表现的人，大都属于脾虚。如果号脉诊断的话，则表现为脉弱，舌苔发白。

那又是什么原因导致脾虚的呢？以我的经验来看，脾虚的人大都具有饮食不规律、暴饮暴食等习惯，比如和朋友聚餐时总是大鱼大肉地吃个不停，而且餐桌上放满了各种冰镇冷饮。也有些人由于工作原因，常常是饥一顿饱一顿，有饭的时候一顿相当于别人三顿饭的饭量，没饭的时候甚至一整天都不吃东西。这种过饱或过饥的饮食方法，会对脾胃造成极大的伤害。所以，要想保养好脾胃，一定要节制饮食，尤其不要撑着。另外，还要注意食物的温度，既不要吃太凉的食物，也不要吃过热的食物。因为太凉的食物容易造成脾胃阳虚，而过热的食物又容易诱发食道癌、胃癌等疾病。

当然，如果一个人能够做到以上几点，而且平时又有喝花茶养生的习惯，那健脾养胃的事情就容易了。那么，哪些茶方具有健脾养胃功效呢？我在这里给大家推荐一款健脾的党参茉莉茶疗方。

党参茉莉茶的泡制方法相当简单。首先准备党参20克、茉莉花3克、去核的红枣3枚；将以上茶料放入茶壶中，用500毫升沸水冲泡，等温度适宜时代茶饮用。在这款茶方中，党参性平味甘，归脾、肺经，具有补中益气、健脾养肺、生津养血等功效；茉莉花性温味甘、辛，归脾、胃、肝经，具有开郁、理气、和中辟秽等功效；红枣是大家都熟悉的食物，性温味甘，入脾、胃经，具有补中益气、养血安神等功效。三者配伍使用，具有清热、生津止渴、益气补肺、清肝明目等作用，可治疗脾肺虚弱引起的气短、腹胀气痛、虚喘咳嗽、食少便溏等症。

健脾补肺三杯茶

◇1. 薏苡香苓茶

【原料】薏苡仁10克，香榧子3克，茯苓3克。

【制法】将香榧子去壳取仁；将薏苡仁、香榧子、茯苓洗净，沥干，共同研成粗末；将茶末装入纱布袋中，扎紧口，放入茶杯，以适量沸水冲泡，加盖浸泡20~30分钟。

【用法】随时代茶温饮。

【功效】健脾、补肺、清热利湿、润燥、益脾和胃、宁心安神。

【主治】水肿胀满、小便不利、泄泻、虫积、惊悸、痰饮咳逆、淋浊、湿痹等症。

◇2. 芪麦甘草茶

【原料】生黄芪3克，生甘草3克，大麦5克。

【制法】将大麦、生黄芪、生甘草去杂质，筛除尘土，洗净，沥干；将以上3味茶料同研成粗末，装入纱布袋中，扎紧口，放入茶杯，以沸水适量冲泡，加盖浸泡30～40分钟。

【用法】分两次，午饭、晚饭后温饮。

【功效】健脾益气、消食化滞、固表止汗、解毒等。

【主治】脾胃气虚、虚寒盗汗、食滞腹胀、腹泻等病症。

◇3. 及药茶

【原料】白及2克，怀山药5克。

【制法】将怀山药、白及去杂质，筛除尘土，洗净，沥干；以上2味茶料同研成粗末，装入纱布袋中，扎紧口，放入茶杯中，以适量沸水冲泡，加盖浸泡25～30分钟。

【用法】随时代茶温服。

【功效】健脾、补肺、润肺、固肾、消肿、生机等。

【主治】痨伤咳嗽、手足皲裂、溃疡疼痛等病症。

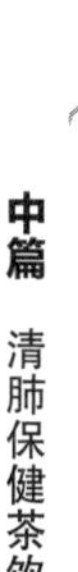

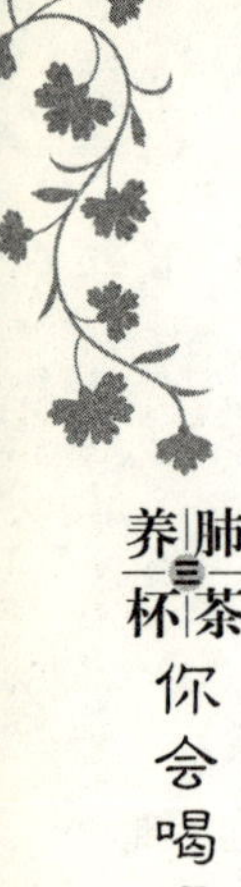

第四节　肺与肝金木相克，肝好肺无恙
——解肝扰，月季花配桂圆茶

日常生活中，一个人适度地发怒，有助于内心不良情绪的释放排解，防止抑郁病的发生。但若过于动怒，则会影响身体健康，甚至会令人丢掉性命。所以，我们要想保护好肝脏，就要善于控制自己的情绪，做一个“不以物喜，不以己悲”的人！

的确我们常说百病皆由“怒”而生，怒不仅是“七情”之一，更是内因致病的重要因素。看过《红楼梦》的人都知道，林黛玉痨病缠身多年，但是在珍贵药物的调理下，并未危及生命。可是，当林黛玉知道贾宝玉与薛宝钗的大婚之事后，一时动怒，咯血身亡。为什么人在过于恼怒的情况下会咯血呢？咯血说明她的肺受伤了，这就是我们中医上常说的“肝火犯肺”。

从中医五行上来说，肝属于五行之木，肺属于五行之金，当一个人发怒的时候会导致肝火过旺，火太大就容易使“金”融化。所以，一个人要想健康长寿，就要善于控制自我情绪，不要使情绪出现大的波折起伏。如果一个人控制不住自己的情绪，常常是大事小事都大发雷霆，很容易导致“肝火犯肺”，轻则会使人咳嗽、两眼赤红、口干、胸胁闷痛、重则导致咯血身亡。

前面我们是从五行的角度讲了“肝”与“肺”的相克关系。那么，肝和肺在机构功能上有哪些相关联的地方呢？关于这一点，《黄帝内经》中有“肝生于左，肺藏于右”的记载。具体来说，肺居于膈上，其气主肃降；肝居于膈下，其气主升发。可以说，也正是肝与肺升降功能的相互交替，才共同维持了整个人体气机的升降平衡。

中国人向来遵循“中庸之道”，这里所谓的“中”即和谐、平衡之意，也就是说凡事不要过于偏执，不要走极端。这就好比我们的呼吸运动，如果只“呼”或者只“吸”都不正常，只有呼与吸彼此结合，升与降相互协调，才能使人的生命正常运行。

除此之外，肝和肺还具有调节气血运行的作用。中医认为肝藏血，主疏泄，调节全身之血，肝气疏泄有利于肺气的肃降；而肺主气，司呼吸，调节一身之气，只有肺气充足才能够推动肝血的运行。如果一个人肝气太过，则会肝郁化火，灼肺伤津，出现咳嗽、胸痛、急躁易怒、咯血等肝火犯肺之症，又称之为“木火刑金”；反之，如果肺失清肃，燥热下行，又会伤及肝阴，导致肝失条达，疏泄不利，将会出现咳嗽、胸胁疼痛、胀满、头晕、头痛、面红目赤等症，严重者甚至会发生脑出血。打个比方来说，肝和肺就好比一对形影不离的好姐妹，其中一个性格活泼开朗、积极向上，而另一个则性格安静内敛，温柔低调。如果活泼的姑娘单独出场，给人

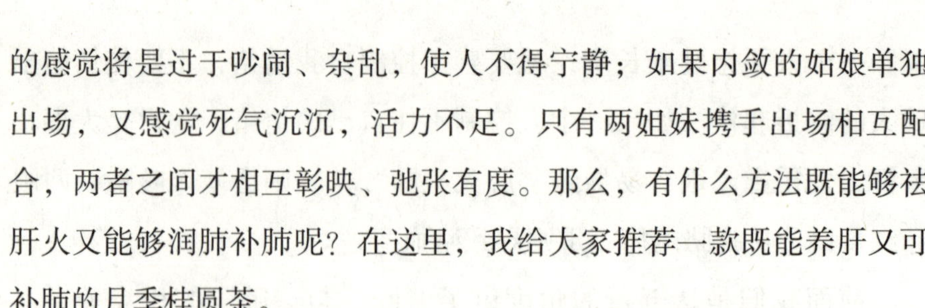

的感觉将是过于吵闹、杂乱，使人不得宁静；如果内敛的姑娘单独出场，又感觉死气沉沉，活力不足。只有两姐妹携手出场相互配合，两者之间才相互彰映、弛张有度。那么，有什么方法既能够祛肝火又能够润肺补肺呢？在这里，我给大家推荐一款既能养肝又可补肺的月季桂圆茶。

这款茶的泡制方法是，准备月季花5朵，桂圆肉50克，蜂蜜适量；然后将桂圆肉切成碎块，月季花用清水洗净后切成丝；向锅中加入适量清水，水烧开后将桂圆肉放入锅中；3分钟后将月季花入锅，搅拌均匀，稍煮片刻即可熄火；饮用时加适量蜂蜜进行调味。

在月季桂圆茶方中，月季性温味甘，入肝经，具有活血调经、消肿解毒等功效；桂圆性温味甘，入心、脾经，具有养血益脾、安心宁神、补虚长智等功效；蜂蜜性平味甘，归脾、肺、大肠经，具有补中、润肺止咳、润肠通便等功效。三种茶料配伍食用，不仅能够疏肝理气、祛肝火，还能治疗肺虚咳嗽、燥渴咽干、肠燥便秘等病症，适合肝火旺的人长期调理饮用。

养肝、滋肺三杯茶

◇1. 月季蝴蝶茶

【原料】月季花瓣1克，木蝴蝶2克，冰糖适量。

【制法】将月季花瓣、木蝴蝶去除杂质，筛除尘土，洗净，沥干；将以上2味茶料一同揉碎，装入纱布袋中，扎紧口，放入茶杯，以适量沸水冲泡10～15分钟。

【用法】随时代茶温饮。

【功效】疏肝和胃、润肺生肌、消肿解毒、活血调经。

【主治】肝胃气痛、肺燥、月经不调、妇女经期腹痛等病症。

◇2. 玫杞莲心茶

【原料】玫瑰花1.5克，枸杞子3克，莲心1克。

【制法】将玫瑰花、枸杞子、莲心去杂质，筛除尘土，洗净，沥干；把以上3味茶料装入纱布袋中，扎紧口，放入茶杯中，以沸水适量冲泡，加盖闷放20～30分钟。

【用法】随时代茶温饮。

【功效】清心润肺，理气解郁、和血散瘀、补肝肾、明目、滋阴去热。

【主治】肝胃气痛、心烦口渴，肝肾阴亏、腰酸腿痛、目干涩痛等。

◇3. 桂花蜜饮

【原料】新鲜桂花250克，梅子酱50克，蜂蜜500克。

【制法】准备一个干净无油的玻璃瓶，用开水烫过消毒；将新鲜桂花洗净放入盘子中备用；向蒸锅中放入适量清水烧开，然后把盘子和桂花一起入锅蒸1分钟；把桂花放入玻璃瓶，加入梅子酱，搅拌均匀；向瓶子中倒入蜂蜜，使蜂蜜完全覆盖住桂花；封住瓶口，腌制2周后便成了桂花蜜。

【用法】每次取2勺，放入随身携带的水杯中，加温水稀释代茶饮。

【功效】疏肝、醒脾、开胃、润肺止咳、化痰。

【主治】肝气犯胃、肺燥咳嗽、痰多咳而不出等症。

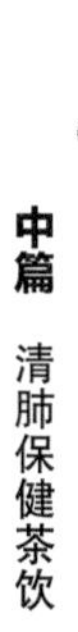

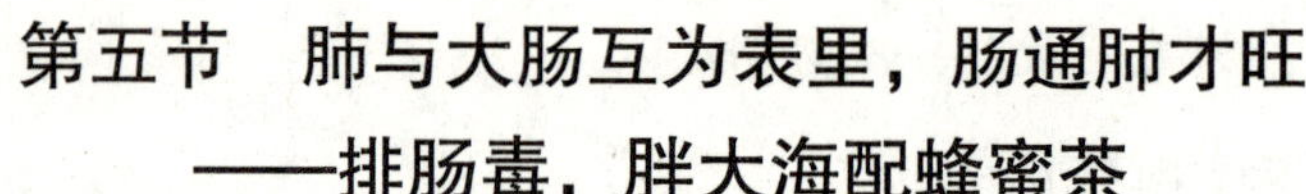

第五节　肺与大肠互为表里，肠通肺才旺 ——排肠毒，胖大海配蜂蜜茶

生活中，我们经常会听到“排毒”这个词。美容院了，养生馆了，经常会推出各种所谓“排毒”的新花样儿。那么，究竟“毒”为何物？我们身体中的“毒”又是怎么出现的呢？吴教授，能不能给大家聊一聊什么是“毒”，毒对我们的身体会造成什么伤害。

看来我今天也要围绕“毒”这个话题来聊一聊了。说起“毒”这个东西，中医是最具有发言权的。在中医经典《黄帝内经》一书中，就有58处提到“毒”字，不过当时的毒主要指药物毒性、虫兽之毒以及会引发传染病的“疫毒”。后来，中医对“毒”的认识逐渐扩大、深入，所谓毒即指那些会对身体产生不良影响的物质，其中包括外来之毒（大气污染、蔬菜农药、汽车尾气、工业废物、辐射、食物防腐剂、化学药品、重金属等）和内生之毒（新陈代谢产生的代谢物如粪便、二氧化碳、自由基等），如果这些毒素长时间停留在体内会降低身体的免疫力，最终导致身体出现各种病症。

那么，我们的身体是如何排除各种毒素的呢？通常情况下，人体排毒有七大途径，它们分别是皮肤、肺脏、肝脏、心脏、肾脏、血液、大肠、淋巴系统，尤其是大肠，它就像人体中的下水道，是身体废物、残渣的排泄管道，只有大肠的排毒通道保持畅通无阻，身体中的毒素才能够顺利排出。

中医认为，“肺与大肠相表里”，两者之间经络相通关系密切，大肠排毒畅通有利于肺气的下行。比如，当孩子患肺炎时，如果大便排泄不畅，身体中的热毒就无法排泄出来，容易导致肺部感染和哮喘病症加重。所以医生在治疗肺部疾病时，首先要保证大肠排毒渠道通畅，只有这样才能够减轻病症，促进肺部疾病向愈。那么，有哪些方法可以排除肠毒呢？下面给大家介绍几种能够有效排除肠毒的方法。

方法一：早晨起床称体重。从毒素对身体的危害来看，脂肪也是身体毒素中的一种，因为当一个人身上的脂肪积累过多时，会导致血液流动不畅。另外，很多人会有类似这样的经验，当我们用手抚摸脂肪堆积多的地方，会感觉此处凉凉的，这正是脂肪引起的低温，最终会使人体出现便秘现象，导致宿便之毒无法排除。所以为防止脂肪剧增，我们每天早晨起床后都要称一下体重。

方法二：让肠胃得以休息，保持十足的消化排泄马力。早晨是大肠排毒的最佳时间，所以早餐不宜吃难消化的食物，更不要吃得太饱，保持八分饱就可以了，否则会增加肠胃负担。另外，如果前一天晚上吃晚餐的时候过了晚上9点，第二天会感觉腹部有饱胀感，此时要减少早餐分量，以缓解肠胃负担。比如，可以喝上一杯果蔬汁或一杯生姜红茶，切忌早晨喝冷饮或吃生冷食物。

方法三：穴位刺激，促进体液循环。每天按摩三阴交和中脘穴，可有效缓解便秘。其具体方法是，先用吹风机的暖风先后吹两个穴位各三分钟，然后用手指指腹按摩三阴交和中脘穴。这种按摩方法类似于针灸治疗，可以有效促进身体的新陈代谢。

方法四：运动排毒法。运动有助于身体排毒，因为当身体产生热能时，30%的热量都来自肌肉。每天坚持运动最少20分钟，做减肥操10分钟，可以达到排毒、减肥的双重效果，何乐而不为呢？

方法五：排毒茶。茶疗是大肠排毒最有效的方法，每天喝上一杯排毒茶，不仅可以有效排除大肠中的各种毒素，而且还具有润肠、清肺、美容养颜等作用。那么，哪款茶的排毒效果最好呢？答案就是胖大海蜂蜜茶。胖大海为寒凉之品，入肺、大肠经，具有清肺热、解毒、利咽、润肠通便等功效，不仅能够清除肺中的热毒，而且可用来排除大肠热积引起的便秘等病症。那么，胖大海蜂蜜茶如何泡制呢？其泡制方法一点也不难，你需要准备胖大海2枚，蜂蜜适量；然后将胖大海和蜂蜜一起放入茶杯中，以适量沸水冲泡，加盖浸泡10分钟；泡好之后取汁代茶饮用。本茶具有清热利烟、排毒作用，可以有效排除积存于身体中的肠毒、粪毒等，适用于风热导致的喉咙肿痛、咳嗽、声音嘶哑等病症的治疗。

清肠排毒三杯茶

◇1. 杏仁绿豆茶

【原料】甜杏仁20克，绿豆100克，大米20克。

【制法】将甜杏仁、绿豆、大米淘洗干净，加清水磨成浆，放入锅内大火煮沸，改用小火煮熟。

【用法】代茶频饮，每日1剂，当日饮完。

【功效】润肠通便、止咳化痰、防癌、抗癌。

【主治】便秘、哮喘、咳嗽等病。

◇2. **芹菜红枣茶**

【原料】芹菜250克，红枣10枚，绿茶3克。

【制法】将芹菜、红枣、绿茶清洗干净放入锅中，加适量清水煎汁。

【用法】代茶频饮，每日1剂，当日饮完，最后嚼食红枣。

【功效】生津止渴、润肺、提神醒脑、利尿降压、祛脂排毒。本茶方能阻止亚硝酸盐在体内的合成，减少肠道内有毒物质的积累，经常饮用此茶有显著防癌、抗癌作用。

【主治】便秘、肥胖、痤疮、色斑等病。

◇3. **苦瓜茶**

【原料】鲜苦瓜1个，茶叶50克。

【制法】将新鲜苦瓜切开，去瓜瓤，把茶叶放入瓜中，用线缝合，挂通风处阴干；用干净纱布蘸温水擦净苦瓜外部，连同茶叶一起切碎，混合均匀；每次取10克，放入保温瓶中，用沸水冲泡，焖放30分钟。

【用法】代茶频饮，每日1剂，可续水冲泡，当日饮完。

【功效】开胃、清热降火、清心明目、降血糖、解毒排毒、防癌、抗癌。经常饮用此茶可增强免疫细胞的活性，清除体内毒素和有害物质，加速毒素排泄，并且具有抗病毒、抗肿瘤、中断黑色素代谢等作用。

【主治】肥胖、青春痘、恶性肿瘤等症。

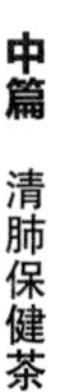

第二章　外邪侵，肺失养，三杯茶赶跑肺部天敌

第一节　肺怕燥，百合麦冬茶可调

每年到了天气干燥的秋冬季节，很多人都会有口干舌燥、口腔上火的感觉，还会伴随咽喉肿痛、咳嗽、口腔溃疡、便秘、口臭等症状。那么，我们如何来摆脱燥邪对肺的伤害呢？请吴老师给大家传授几招除燥润肺的法子。

中医养生遵循五行平衡理论。那么，大家知道什么是五行吗？所谓五行就是我们常说的金、木、水、火、土。那么，主管我们呼吸的肺在五行之中属什么呢？肺在五行属金，而火又克金，所以我们的肺天生怕火怕燥。前文中我们多次说到，肺为娇脏，喜润恶燥，燥邪犯肺时，最容易耗伤津液，导致肺燥阴亏。所以，在天干气燥的秋冬季节，最容易出现口鼻干燥、干咳无痰、痰中带血、鼻出血、咯血、皮肤干裂等症状。那么，我们如何来对付肺中的燥气呢？清肺燥的主要原则就是润肺除燥、清热解表。下面给大家介绍

几种除燥润肺最常用方法。

捏鼻除燥法。将两手的大拇指外侧相互摩擦，有热感后用拇指外侧沿着鼻梁、鼻翼两侧上下按摩30次。然后再按摩鼻翼两侧的迎香穴15～20次。每天如此捏鼻两次，不仅可有效去除肺燥，而且还能治疗伤风感冒、鼻塞不通等病症。

拍肺除燥法。晚上临睡前，坐在椅子上，上身挺立，两膝自然分开，将双手放在大腿上，头放正，眼微闭，全身放松；吸气同时抬起双手，用手掌从两侧胸部自上而下轻轻拍打，每次约10分钟；最后用手背随呼吸轻扣背部的肺俞穴（即在第三胸椎棘突下旁开1.5寸）20下。

呼吸除燥法。在室外寻一空气清新、环境优美处，使两脚分开，与肩同宽，两个手掌一上一下重叠，掌心向上，放于脐下3厘米处；两眼平视前方，全身放松，吸气于胸中，收腹，缓缓呼气；放松，再吸气、呼气。以上动作反复进行，持续30分钟。

以上几种方法属于运动除燥法，对肺内燥邪的排出具有一定的辅助作用。而要想从根本上祛除肺燥，达到固护肺阴的效果，还需要从饮食上进行调理，比如在秋天燥令当季之时少吃辛辣食物，多吃银耳、蜂蜜、梨、百合、莲藕、豆浆等具有润肺养阴功效的食物。而说到润肺养阴之事，我这里有一个最中意的润肺除燥茶方——百合麦冬茶。

• 肺燥阴亏，百合麦冬茶可调

百合不仅是一味中药，更是我们食疗中最常用的食材。尤其在

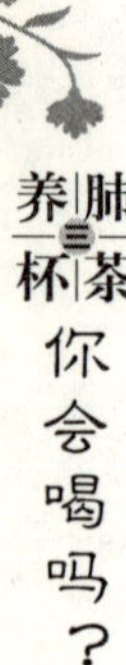

秋冬季节，无论是煮粥、煲汤还是茶饮，总少不了百合的出场。那么，百合究竟具有哪些保健、治疗作用呢？中医认为，百合性微寒味甘，归肺、心二经，具有补肺阴、润燥热、止咳、清心安神等功效，可治燥热咳嗽、虚烦惊悸、失眠多梦、痨嗽咯血等病症。而茶方中的另一味茶料麦冬，则性微寒味甘，入肺、胃、心经，具有养阴润肺、益胃生津、清心除烦等功效，可用于治疗燥咳痰稠、口渴咽干、心烦失眠、咳嗽咯血等病症。

从以上的药性介绍中大家不难发现，百合、麦冬的确是祛除肺燥的良品，甚至台下的很多朋友都迫不及待地想试一试百合麦冬茶的疗效如何。其实，这款茶的泡制方法相当简单，其具体步骤是，准备百合10克、麦冬10克、橘皮10克；先将麦冬、百合用开水冲泡，然后再放入橘皮，当温度适宜时代茶饮用。此茶方具有养阴除燥、润肺止咳等功效，常用来对付燥邪犯肺引起的干咳无痰、痰黏稠不易咳出、咽喉疼痛、口鼻干燥、胸闷、舌红舌苔薄黄而干等症。

清肺除燥三杯茶

◇1. 白百杏桔茶

【原料】白果2克，百合5克（鲜品8克），甜杏仁3克，甜桔梗3克。

【制法】将白果、百合、甜杏仁、甜桔梗去杂质、洗净，沥干；将以上茶料共同研制成粗末，装入纱布袋中，扎紧口，放入茶杯中，以适量沸水冲泡，浸泡20～30分钟即可饮用。另外，也可以将洗净的茶料放在锅中煮20～30分钟，饮汤，并将药渣吃掉。

【用法】随时饮用。

【功效】润肺化痰、宣肺止咳、益肺气、静心安神等。

【主治】干咳燥咳、慢性轻咳、气短、烦躁、睡眠不佳、痰白粘量少等症。

◇**2. 二冬茶**

【原料】天冬6～9克，麦冬6～9克，蜂蜜15～20克。

【制法】将前2味茶料放入杯中沸水冲泡，加盖焖放15分钟，加入蜂蜜进行调味。

【用法】代茶频饮，每日1剂。

【功效】润肺止咳。

【主治】肺胃燥热、咽燥干咳，痰粘滞难以咯出等症。

◇**3. 桑杏皮茶**

【原料】橘皮2克，桑叶2克，甜杏仁3克。

【制法】将桑叶、橘皮、甜杏仁去杂质，筛除尘土，洗净，沥干；将桑叶切碎，橘皮、甜杏仁研为粗末，同装入纱布袋中，扎紧口，放入茶杯中，以适量沸水冲泡，加盖焖放20～30分钟。

【用法】每日1剂，分3次饭后温饮。

【功效】宣肺止咳、化痰、清热解毒。

【主治】肺热咳嗽，久咳胸闷气短，痰多咳嗽且咳痰不畅等。

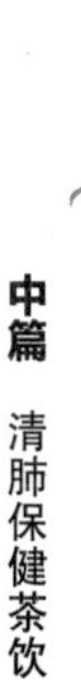

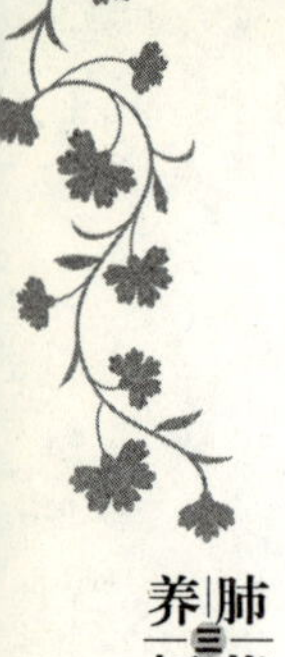

第二节　肺怕寒，款冬花紫菀茶可解

大家有没有这种体会：夏天的时候感觉天气闷热，整个人都喘不过气来，特别希望快点到冬天；当冬天真的到来了吧，又感觉天寒地冷，再加上外面的空气冷而干燥，整个人都蔫了不少，一冬天不是伤风感冒，就是鼻炎、咽炎，口干舌燥得让人受不了。可别说，我们的肺还真难对付，热了不行，冷了也不行。

没错。肺是大家公认的“娇脏”，热了受不了，冷了也不行。那么，对于这个大小姐一般娇贵的肺脏，我们应该如何护理才好呢？这就需要针对寒热随时调理，当太寒的时候用温热来驱寒，当太热的时候用寒凉来降热，从而为肺创造一个寒热适宜的生存环境。

不过就算我们再小心，也有对肺侍候不周的时候，最终导致肺受寒邪或热邪侵犯。比如，当我们不小心吃了寒凉食物，寒气就会进入胃中，然后经过肺脉上至肺脏，导致寒邪伤肺。除食用寒凉食物外，外感寒邪也是导致肺寒的重要原因之一。比如，当我们在剧烈运动或干体力活时，身体内会有大量的热量产生，甚至会出汗，这个时候我们最常做的一个动作就是宽衣解带脱掉外套。可能大家还不明白，这是一种极其错误的行为，很容易导致寒邪犯肺。其原因在于，当我们感觉热或出汗时，身体中的热已经散出来了，皮肤的毛孔正处于开放状态，此时若脱去外衣，寒邪将会乘虚而入，迅速进入我们身体内部，最终伤害到肺脏。所以，古人们认为，人之所以会得病，无非是“一穿一脱”而已，如果穿脱不当就容易使外邪伤身。

记得有一个夏天，我外出讲座，由于天气炎热，晚上睡觉开了一整晚的空调。第二天早晨，我就着凉感冒了。当时工作行程过于紧张，我并没有把感冒当成一回事儿。谁知晚上一回到住处，身体就开始抗议了，不仅咳嗽不止，而且嗓子发痒，总感觉喉咙里有痰咳不出来。由于第二天上午还有课程，我就吃了几片止咳的西药。虽然咳嗽症状缓解了，但嗓子痒、喉咙中痰堵的症状并没有解决。白天外出时，我依稀记得宾馆对面有一个中药店，我就去药店买了些款冬花和紫菀回来，然后拿款冬花、紫菀和绿茶一起泡茶喝。就这样坚持喝了两三天，喉咙中的痰没有了，嗓子也不痒了。

从此以后，每当我身边有人因受寒感冒、咳嗽、痰多，我就会给他们推荐这款冬花紫菀茶，而且是屡试不爽。这款茶的泡制方法也简单方便，其具体方法是，将款冬花3克、紫菀3克、绿茶6克一同放入热水瓶中，用沸水大半瓶冲泡，然后加盖焖放10分钟，分数次代茶饮用，弃去水中沉渣。

中医认为，款冬花性温润，味辛、甘，归肺经，具有温而不热、辛而不燥、甘而不滞等特点，所以款冬花为化痰止咳良药。在

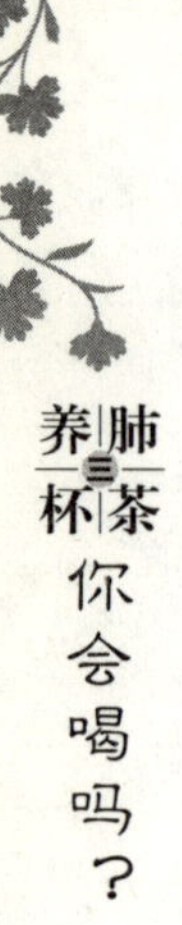

中医临床治疗中，款冬花通常多与紫菀相配伍，其中款冬花重在止咳，紫菀重在祛痰，两者合用，可谓是化痰止咳佳品。比如，取款冬花10克、紫菀6克、炙甘草5克、绿茶1克，同放入锅中，加水煮沸，继续煎煮5分钟后滤汁，加入适量蜂蜜饮用，此方可宣肺止咳。所以在民间流传着“紫菀、贝母、款冬花，专治咳嗽一把抓”的谚语。

除此之外，古人们还给我们留下了一个专治久咳不愈的验方，其具体方法是，早晨取款冬花一小团，拌蜜少许，放在瓦罐中烧烟；在瓦罐上留一个小孔，插入一只笔管，使烟散出，口含笔管吸烟并咽下。如此坚持五天，在第六天早晨吃一顿羊肉包子，咳嗽病症即愈。此方不仅治病方式奇特有趣，而且治疗效果良好，如果有人受寒后久咳不止，不妨尝试一下。

驱寒温肺三杯茶

◇1. 款冬冰糖茶

【原料】款冬花10克，绿茶20克，冰糖10克。

【制法】将以上3味茶料放入茶壶中，以沸水冲泡，浸泡15分钟。

【用法】代茶饮，每日1剂。

【功效】化痰、止咳。此茶方具有温而不燥、散而不泄的特点，对肺寒所致的咳嗽气喘、畏寒肢冷、痰咳而不出等症状具有显著缓解作用。

【主治】慢性支气管炎、肺结核等症。

◇2. 三子驱寒茶

【原料】紫苏子2克，白芥子3克，莱菔子3克，甜杏仁3克。

【制法】将以上4味茶料去除杂质，筛除尘土，洗净，沥干；把甜杏仁、紫苏子、白芥子研成粗末，莱菔子研碎，同装入纱布袋中，扎紧口，放入茶杯，以适量沸水冲泡，加盖浸泡15～20分钟。

【用法】分2次，早饭、晚饭后温服。

【功效】温中散寒、理气豁痰、宣肺、平喘、止咳、化痰、通便等。

【主治】肺寒、咳嗽、痰多、胸满气喘、大便干结等。

◇3. 人参叶杏茶

【原料】人参叶15克，紫苏叶2克，甜杏仁3克，甜桔梗3克。

【制法】将以上4味茶料去杂质，筛除尘土，洗净，沥干；将甜杏仁、甜桔梗研制成粗末，将人参叶、紫苏叶揉碎，同放入纱布袋中，扎紧口，放入茶杯，以适量沸水冲泡，加盖浸泡20～30分钟。

【用法】随时随地温饮。

【功效】生津润肺、宣肺、散寒发表、止咳化痰、止渴等。

【主治】外感风寒、发热咳嗽、畏寒、胸闷咳喘、胸腹胀满等。

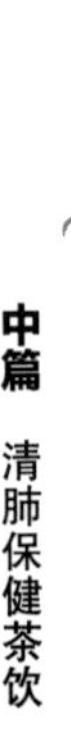

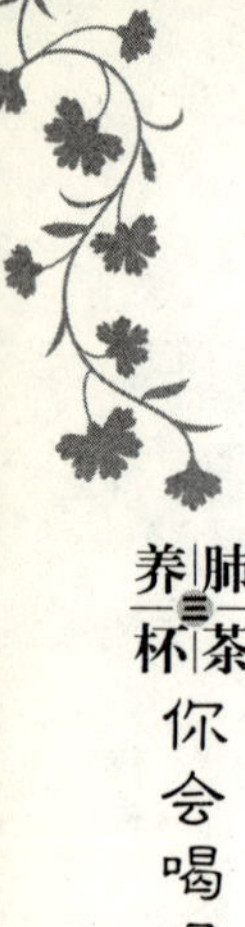

第三节 肺怕热，罗汉菊花茶可清肺

我们经常听到“水火无情”这个词，火可是个六亲不认的东西，不把你烧个灰飞烟灭它是不肯消停下来的。同样，我们的肺也有燥热上火的时候，那么肺中有火了又该怎么办呢？别怕，今天吴老师就是咱们的肺热“灭火器”。

生活中我们经常听到“上火”这个词，如果我问大家什么是“上火”呢？可能有人会说上火就是眼睛红肿、口腔溃疡、牙痛、咽喉肿痛、鼻腔干热、流鼻血等。大家这样回答没有错，这是从症状上来描述上火症状。

不过从中医的角度来说，火属于热气，属于中医里热证的范畴。中医认为，当一个人的身体中阴阳失衡，就会内火旺盛，也就是我们通常所说的“上火”。概括来说，上火的类型有心火、肝火、肺火等。而前面我们又多次强调“肺为娇脏”，它既怕寒又怕热，当肺受热邪侵犯，就容易出现发热、咳嗽、胸痛、痰多、面部长痘、酒糟鼻等症状。

那么，肺为什么最怕火呢？如果想弄明白这个问题，还需要从肺的功能上来入手解释。我们都知道“肺主气司呼吸”，不停地从空气中吸进凉气，然后又不停地呼出热气，在这一过程中肺不仅起到了换气作用，而且还充当了散热的作用，使肺脏能够持续保持一种清凉状态。如果有一天，因为气候骤变、疲劳过度消耗了身体中的阴液，导致体内积热过多，或者肺脏的散热功能坏了，我们的身体都会无法正常工作，最终出现发热、咳嗽、胸痛、痰多等各种热证表现。这就好比一个正处于工作状态的马达，当它的散热器坏了，其中的热量就无法及时排除，热气散不出来，马达很快就会出现各种故障，无法进行正常运转。

我们经常听到“水火无情”这个词，火可是个六亲不认的东西，不把你烧个灰飞烟灭它是不肯消停下来的。比如，我们都知道火山周围方圆几十里都很难看到生命，这是因为火山爆发时，总会把所有的动物、植物等生命烧个精光。所以，一旦我们的身体中有了“火”，就需要及时灭火。

如何来消除身体中的“肺火”呢？当然，要想对付火，就需要它的克星“水”来出马。当热邪犯肺时，肺脏中的津液会在火的炙烤下变成黏痰浊唾，然后通过咳嗽的方式把痰液排出。这样一来肺脏中的真气就会越来越少，咳嗽的力量也会越来越弱。肺虚则不能生水，这时肾水也会跟着变弱，当肾脏中的真火不能藏于肾中，就会上冲到肺部，导致咳嗽不止、胸闷痛、肺中干涸等。所以，在祛除肺热时，首先需要清火补水，做到以“润”灭火。

有什么办法可以清肺火呢？除劳逸结合、注意情绪调节之外，饮食调理是祛肺火最有效的办法。比如，平时要多吃青菜、梨、荸荠、萝卜、冬瓜、无花果、丝瓜、生藕、西瓜、鸭蛋等清凉润肺的

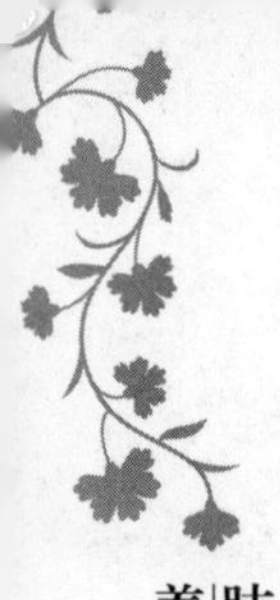

食物，另外也可以借助罗汉果、枇杷、芦根等中药花茶来清除肺火。在我遇到的肺热患者时，推荐最多的中医疗法就是罗汉菊花茶。

罗汉菊花茶不仅泡制方法简单，而且清火润肺效果非常明显，我在这里给大家介绍一下这款茶的泡制方法。在泡制这款茶时，首先准备罗汉果1个、菊花20克、枸杞子20克；将菊花、罗汉果用清水洗净，罗汉果敲碎、掰成小块；将罗汉果连壳一起放入锅中，加水煮沸40分钟后关火；将菊花、枸杞子放入茶杯中，以煮沸的罗汉果水冲泡饮用。冲好的罗汉菊花茶为琥珀色，再配上水面上漂浮的菊花，不仅口感甘甜，更给人一种视觉上的美感。

中医认为，罗汉果性凉味甘，具有清热润肺、止咳、清暑解渴、润肠通便等功效，适用于伤风感冒、咳嗽痰多、慢性咽炎、口干舌燥等病症；菊花性微凉，味辛、甘、苦，入肺、肝经，具有清热去火、清肝明目、疏散风热等功效，常用于风热感冒、目赤肿痛、眩晕等病症；枸杞子具有补血安神、生津止渴、润肺止咳等功效。在罗汉菊花茶方中，3种茶料配伍食用，不仅可以彻底清除肺中积存的热毒，而且为肺脏创造一个温润舒适的环境，以滋润濡养我们娇贵的肺脏。

清肺除热三杯茶

◇1. 栀子橘杏茶

【原料】栀子花1.5克，桑叶2克，橘络2克，甜杏仁3克，冰糖少许。

【制法】将栀子花、甜杏仁、橘络、桑叶去除杂质，筛除尘土，洗净、沥干；把甜杏仁、橘络研成粗末，栀子花、桑叶切成细丝，同装入布袋中，扎紧口，放入茶杯，向杯中冲入适量沸水，加盖浸泡15～20分钟。

【用法】分2次代茶饮用，加入冰糖温饮。

【功效】祛风清热、除肺燥、润肺、凉血明目、平喘、理气化痰。

【主治】肺热咳嗽、痰稠不畅、久咳胸闷、经络气滞等病症。

◇**2．大海冰糖茶**

【原料】胖大海5克，茶叶3克，冰糖适量。

【制法】将以上3味茶料放入茶杯中，以适量沸水冲泡，加盖焖放20分钟。

【用法】代茶频饮。

【功效】清热止咳、润燥通便。

【主治】喉咙干燥、干咳、声音嘶哑、大便秘结等病症。

◇**3．丝瓜冰糖茶**

【原料】丝瓜200克，冰糖20克。

【制法】将冰糖、丝瓜同放入碗中，加水适量，隔水炖熟。

【用法】随时代茶频饮。

【功效】清热解毒、凉血防暑。

【主治】肺炎、咳嗽痰多、哮喘等病症。

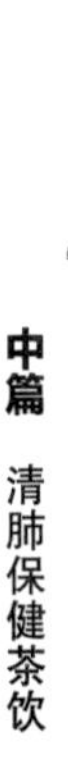

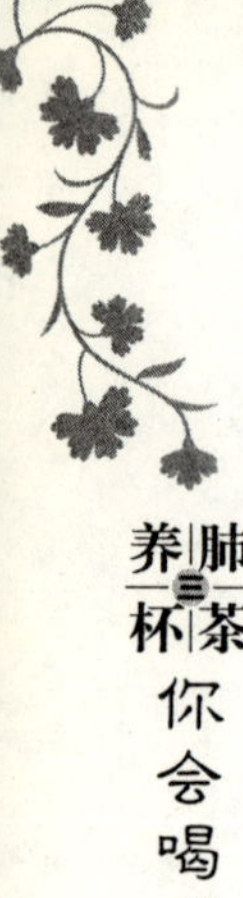

第四节　肺怕脏，灵芝山药茶可除

生命在于一呼一吸之间。而近几年很多城市的空气质量越来越差，空气中的各种“毒”也随着呼吸进入我们的肺中。垃圾、毒素在我们的肺中越积越多，积累到一定程度就会引起肺中毒、肺癌等病症。那么，我们的肺脏了怎么办？今天，吴教授就来告诉你怎么清肺毒最有效。

一说到心呀、肝呀、肺呀，大家脑海中最先呈现的就是这些脏器的形状和功能。其实，在中医理论中，心、肝、肺不仅是身体的脏器，更是养生保健的落脚点。每个脏器都有自己的习性特点，都有最怕的东西，比如肝怕堵，心怕累，脾胃怕生冷，肺脏怕脏、肾脏怕缺水。所以，一个人要想身体平安无事，就要做到“顺势”而行，远离五脏厌恶的、惧怕的东西，并尽可能创造它们适宜的、喜欢的环境。

就拿肺脏来说吧，既然它怕脏，那咱们少让肺接触脏、差、乱的环境。可能会有朋友问，肺为什么怕脏呢？这需要从肺的特点及功能上来进行分析解释。中医称肺脏为“清虚之脏”这里所谓的“清虚”即干净、空虚的意思，也就是说，肺脏天生喜欢干净、清新的空气，容不下任何水湿痰浊和异物存在。然而，从人体结构上来说，肺又像一把伞，罩在五脏六腑之上，与外界环境进行着最直接的接触。假如一个人长期吸烟，或者长时间停留在空气不好的地方，肺脏中就会积存大量烟毒或其他有害物质，而肺又天生怕脏，便会与这些“脏”的东西对决、抗争。对抗过程中会伤及我们的肺津，导致肺脏免疫功能降低，最终便会出现各种呼吸系统疾病。

我们应该如何来清除吸入肺里的垃圾和毒素呢？除平时常说的多喝水、多运动、多做深呼吸等常规保健外，食疗清肺的效果更为明显。那么，究竟哪些食物具有清肺作用呢？比如，我们平时常吃的白萝卜、百合、梨、大蒜、银耳等食物，都具有一定的清肺解毒作用，尤其是拿灵芝和山药放在一起煮汤喝清肺效果更好。

那么，灵芝山药汤如何制作呢？今天我给大家介绍一种适合大多数家庭的灵芝山药汤的做法。首先准备灵芝15克、山药30克；将灵芝、山药洗净，共同放入砂锅中，用大火把水煮开，然后调小火再煮1小时左右；将煮好的药汁取出，然后再加入清水，用上面的方法煎第二次；最后将两次的药液合并到一起饮用。在这里我需要提醒大家一点，煎煮灵芝一定要用砂锅，不宜用铜锅、铁锅，或不锈钢器皿。

如果家里有养生壶的话那就更方便了，取灵芝10~20克，洗净后放入养生壶中，加水500~1800毫升，煮10分钟左右即可饮用。虽然灵芝的营养价值高，不过口感并不太好，喝起来苦苦的。在饮用的时候可以根据自己的口味加入适量的红枣、枸杞子来进行调味。

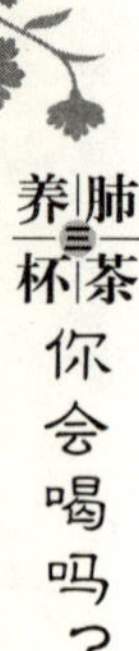

另外，灵芝山药汤属于清养茶方，不可能立马见效，需要坚持喝上一段时间才能感觉到效果。比如，有人坚持喝灵芝山药汤2～3周的时间，感觉喉咙里的痰没有以前多了，呼吸也变轻松了，口气也清爽了，这正是仙草灵芝的清肺效果，意味着灵芝山药汤已经在你身上起作用了。

清肺排毒三杯茶

◇1. 青果乌龙茶

【原料】青果10克，乌龙茶5克。

【制法】将以上2味茶料放入锅中，加入适量清水同煎，去渣取汁饮用。

【用法】代茶频饮，每日1剂，当日饮完。

【功效】生津止咳、利尿降压、提神醒脑、解毒抗癌。此茶方可有效抵抗雾霾、烟毒等有毒物质对肺、鼻等呼吸系统的侵害，清洗肺脏中的各种垃圾，而且能够减少胃肠道内有毒物质的积累，具有显著的抗癌、防癌作用。

【主治】慢性咽喉炎、咽喉肿痛、咽喉癌、肺癌等病症。

◇2. 胡萝卜枸杞子茶

【原料】新鲜胡萝卜150克，枸杞子30克。

【制法】用水洗净新鲜胡萝卜的外表皮，放入沸水中焯一下，捞出，切碎，放入榨汁机中，加入适量凉开水绞榨取汁，用干净纱布过滤，将汁液放入杯中备用。将枸杞子去杂质，洗净，放入砂锅中，加入适量清水用大火煮沸，改用小火煨30分钟，将胡萝卜汁放入锅中，再次煮沸。

【用法】代茶频饮，每日1剂，当日饮完。

【功效】补益心肾、润燥降糖、明目、健脾养胃、防癌、排毒养颜等。经常饮用此茶可增强机体免疫力，不仅可以保护眼睛和呼吸道，而且具有清除烟毒、雾霾，防肺癌、口腔癌等作用。

【主治】高血压、高血脂、糖尿病、肿瘤、癌症等症。

◇3. 香蕉茶

【原料】香蕉50克，茶叶3克，蜂蜜15克。

【制法】将茶叶放入茶杯中，以沸水冲泡；将香蕉去皮，研碎，同蜂蜜一起调入茶水中。

【用法】代茶频饮，每日1剂。可连续冲泡3～5次，当日饮完。

【功效】生津止渴、提神醒脑、祛脂解毒、利尿降压。可有效对抗雾霾、烟毒等，减少胃肠道中有毒物质的积累，有显著的防癌、抗癌作用。

【主治】便秘、痔血、冠心病、动脉硬化等症。

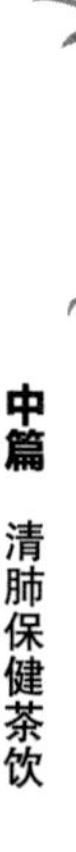

第三章　因时饮茶，养肺清肺随“季”应变

第一节　春季温补茶，增强肺脏抵抗力

一年四季之中，春为四季之首，此时世界万物争相生长，到处呈现着生机勃勃、欣欣向荣的景象。那么，春天具有什么气候特征，我们又该如何来保护我们的肺脏呢？吴老师，能不能给大家聊聊春季养肺的有关知识呢？

我们都知道中国人向来讲究章法，凡事都有规矩可依。同样，养生治病也不例外，我们的老祖宗养生讲究“法时”，也就是说养生要和天时气候同步。说通俗一点的话就是，天热有天热的养生方法，天冷有天冷的养生原则。总之一句话，养生要顺应天时，按照大自然的阴阳变化来调节我们的身体。

那么，春天应该怎样来正确调养我们的身体呢？关于春季养生，《黄帝内经》中说：“春三月，此谓发陈，天地俱生，万物以荣。”这句话是什么意思呢？其大概意思是说，春天到来之时，冰

雪已开始融化，自然界中的阳气也开始升发，万物复苏，柳丝吐绿，春风微拂，春意盎然。也就是说，春天最显著的特点是多风寒冷、阳气生发、乍暖还寒。

俗话说："百草回生，百病易发"。从中医理论上来说，春在五行中属木，肝胆当令，在自然气候上五行主风。通俗来说，春天是个多风的季节，它不仅吹开了百花，吹绿了柳树，同时也吹出了各种疾病。这正如《黄帝内经》记载："风者，百病之长也……风从外入，令人振寒，汗出头痛，身重恶寒。"其根本原因在于，春天冷暖变化较快，导致人体免疫力低下，防御病症的功能也随之降低，所以春天最容易出现感冒、肺炎、扁桃体炎、腮腺炎、水痘、风疹等病症。

从四季养生的角度来说，春天要注重阳气的保养。那么，阳气又是什么东西呢？台下的很多朋友可能不太明白。其实，阳气就是我们通常所说的"活力"，即一个人的新陈代谢能力及机体免疫力。春季气温回暖，人们纷纷外出，活动量也增大，汗液排出增多，风邪容易损伤人体阳气，导致体内阳气衰弱。那么，阳气这个东西究竟对我们的身体有什么作用呢？阳气对人体的生长发育起着温煦、固摄、推动、化生作用，毫不夸张地说，它的重要性相当于太阳对生命万物的作用。我们都知道，如果天空中没有了太阳，那么整个大地将会陷入一片漆黑，世界万物也无法生长。同样，一个人要想健康长寿，就必须要有阳气温煦、敷布。所以说，阳气是维持人体正常功能运行的重要物质，不仅促进生命的生长发育，而且对我们的五脏六腑的功能具有温煦、推动、固摄作用。

那么，我们如何来保养机体中的阳气呢？日常生活中保养阳气

的方法有很多，比如早睡早起，保持充足睡眠；多到户外呼吸新鲜空气，多进行身体锻炼；注意保暖，根据天气变化及时增加衣服；多喝水，使鼻咽喉等处的黏膜保持湿润。除注重以上保护措施外，更需要合理安排饮食：比如主食除米面杂粮外，适量加入豆类、花生等热量较高的食物；多吃奶类、蛋类、鱼类、禽肉类，以保证充足的优质蛋白；多吃小白菜、油菜、辣椒、西红柿、柑橘、柠檬等富含维生素C的蔬菜、水果，增强机体的免疫力；多吃马齿苋、胡萝卜等富含维生素A的食物，以保护呼吸道黏膜及上皮细胞功能，增强机体对致病因子的抵抗功能。总之，春季饮食要以清淡、温补、滋阴润肺为主，忌食辛辣、油腻食物。

另外，中医还认为，药食同源，所以在注意饮食的同时，我们不妨结合中药茶的方法进行调理，以达到温补身心、滋养五脏、增强机体免疫力的养生作用。那么，春季究竟适合饮用哪类茶饮呢？我在这里给大家推荐几款最适合春天饮用的温补茶方。

春季温补三杯茶

◇1. 五福饮茶

【原料】熟地黄9克，当归9克，白术6克，人参6克，甘草5克，生姜5克。

【制法】将地黄、当归、人参、甘草、白术研成末，将生姜切成丝；将以上6味茶料放入茶杯中，以沸水适量冲泡，浸泡20分钟后去渣取汁。

【用法】不拘时代茶饮，每日1剂。

【功效】养血、补气益中、健脾益肺、补益肝肾。

【主治】五脏亏损、面色微黄、神疲气短、食欲不振等症。

◇2. 无香奶茶

【原料】绿茶5克，牛奶200毫升，甜杏仁20克，蜂蜜适量。

【制法】将甜杏仁研成细末，绿茶和牛奶熬制成奶茶；将甜杏仁放入奶茶中，加入适量蜂蜜调味。

【用法】不拘时代茶饮，每日1剂。

【功效】补虚、生津润肠、宣肺止咳、益胃、降气平喘、解毒。若长期饮用具有养生保健抗衰老等功效。

【主治】身体虚弱、营养不良、早衰等症。

◇3. 术活姜芪茶

【原料】羌活1.5克，白术2克，片姜黄2克，生黄芪3克，冰糖适量。

【制法】将羌活、片姜黄、白术、生黄芪用温水洗净，沥干；将以上茶料同装入纱布袋中，扎紧，放入茶杯中，以适量沸水冲泡（水漫过茶料即可）；待茶料泡软泡透后再冲入沸水（满杯水），继续浸泡20分钟。

【用法】一日1剂，分数次温饮，连续5～7日。也可以隔日1剂。

【功效】健脾补中、益气固表、疏经通络、祛风散寒。

【主治】中气不足、脾虚胃弱、畏寒、肢体疼痛、风寒感冒等症。

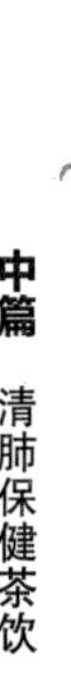

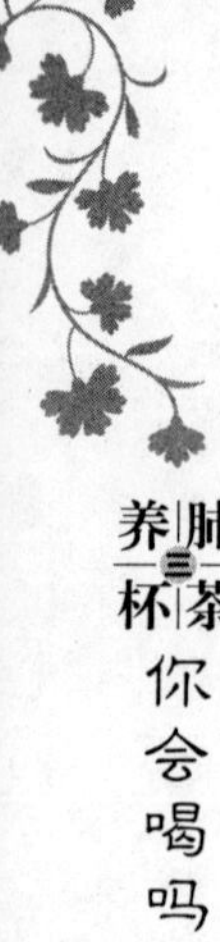

第二节　夏季清热茶，补阳清肺两不误

如果让我形容夏天的话，那就一个字：热。也正因为夏天暑热难耐，很多人都热衷于喝冷饮、吹空调，几乎是一天24小时空调不停歇，吃个西瓜也非要在冰箱里冰镇过才吃。可以说，正因为很多人过度贪凉，大热天的闹出了胃寒病、关节炎，最终还伤及到肺脏。那么，夏天怎么过才不伤肺呢？今天就请吴教授给我们讲讲夏季养肺的方法。

养护肺脏是一年四季都要做的工作，不过从季节上来讲，夏季是养肺的最佳时机。我为什么会说夏季最适合养肺呢？这刚好对应了中医上“冬病夏治”的养生理论。大部分人都知道，肺脏最容易在秋冬季节发病，而且这个季节发病的人大多属于寒性体质，再加上天气寒冷，很容易导致身体生病。冬天治疗寒证引起的病症，只能治标，很难治本。

正是由于寒邪在身体中积存的时间过久，导致80%以上的人阳气不足，出现畏寒、体弱、易生病等现象。比如，有不少人在炎热的夏季还很怕冷，稍微吃一点冷食就会拉肚子、久咳不止，这正是一个人阳气不足的表现。与冬季相比，夏季时人体中的阳气比较充足，肺脏也很少生病，这个时候我们就要利用肺健康的时间段来保护它、强健它，以排除肺脏中长时间侵入的寒气。另外，夏季人体的毛孔是打开的，容易出汗，我们可以通过排汗的方法将躲在膀胱、关节上的寒气排出来，以达到强身健体的功效。所以说，肺需要夏季来养。

既然夏季养肺如此重要，那么在夏季这个关键时刻，我们应该如何来养护我们的肺脏呢？这就需要对肺脏进行全方位的保养，尽可能从气、水、动、食、茶多个方面对肺脏进行养护。

以气养肺。中医认为，肺主呼吸。也就是说在整个呼吸过程中，肺脏负责将新鲜的空气吸入体内，然后再将体内的浊气排出体外。在这一呼一吸过程中，吸入气体的质量对肺脏具有极大影响。所以，要想使我们的肺脏清洁干净，首先要保证空气清新，做到戒烟、远离二手烟，不要长时间处于空气污浊的环境中。如果条件允许的话，尽量多去绿意盎然、空气清新的地方转转，比如山林、草原、海滩都是养肺的好地方，你可以在那里做做运动，来几次意味绵长的深呼吸，以排除身体中的污浊之气。

以水养肺。肺是一个开放性的系统，从鼻腔到气管再到肺脏形成了一个完整的气体流通通道。在进行气体交换时，肺部的水分会随着气体的排出不断散失。尤其在燥热的夏天，燥邪更容易犯肺，造成肺黏膜和呼吸道的损伤，这就需要我们及时补充水分，以滋养肺脏。通常情况下，一个成年人每天至少需要喝1500毫升的水，而在气候干燥容易出汗的夏季，每天的饮水量要在2000毫升以上，才能够保证肺和呼吸道黏膜的温润光滑。为保证身体中水分充足，你

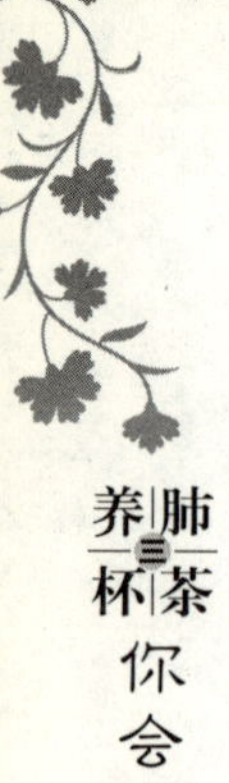

可以在早晨起床及晚上睡觉前各喝200毫升水，上午和下午各喝800毫升水。总之，只有身体中水分充足，才能够使肺脏润泽，以保证肺脏不受夏季燥邪来犯。

以动养肺。适量运动能够增强我们的肺功能，所以夏季养肺运动也是少不了的。比如，每天可以慢跑、跳绳、练瑜伽、气功等，周末休息时可以和朋友家人一起爬爬山、游游泳，以增强机体的御寒能力。但需要注意的是，每次运动不要过量，以周身轻微出汗为度。

以笑养肺。知道吗？笑也是一种不错的养肺方法。当一个人大笑时，可使人体胸腔扩张，肺活量增大，使胸肌得以伸展，有助于宣发肺气，有利于人体气机的升降。所以说，笑是最简单有效的养肺法，你只需每天笑一笑，就达到了宽胸理气、解郁除闷的养生效果。

以食养肺。夏季燥热，我们需要多吃甘蔗、百合、秋梨、萝卜、蜂蜜、豆浆、豆腐等食物，以达到滋阴养肺的目的。另外，也可以根据自己的身体状况，在平时喝的茶中放入麦冬、甘草、荷叶、金银花等花草茶，以茶料的方式来对身体进行调养。那么，夏季最适合饮用哪些养生茶呢？下面给大家推荐几款具有清热润肺、补阳强身功效的茶方，使大家过一个茶香弥漫、滋润舒适的夏天。

夏季清热三杯茶

◇1. 绿丝曲茶

【原料】绿豆衣（绿豆泡下的皮或绿豆芽脱下的皮）3克，半夏曲8克，鲜荷叶10克，冰糖适量。

【制法】将绿豆衣洗净，将荷叶洗净并切丝；将绿豆衣、荷叶丝、半夏曲共同装入纱布袋中，扎紧口，放入茶杯中，以适量沸水冲泡，浸泡7～8分钟后，加入冰糖适量。

【用法】代茶频饮，每日1剂。

【功效】清热毒、解暑、理气除烦、祛痰止咳、除目翳、消食化积等。

【主治】夏季炎热而导致的毒热内蕴、舌干口渴、头晕昏沉、积食腹胀、咳嗽有痰、胸闷、目花似翳等病症。

◇2. 灯芯草茶

【原料】灯芯草10克，麦门冬5克，甘草2克，蜂蜜适量。

【制法】将灯芯草、甘草、麦门冬研成粗末；将研好的茶料放入水杯中，以适量沸水冲泡，15分钟后加入适量蜂蜜。

【用法】代茶频饮，每日1剂。

【功效】清热润肺、解毒、通利小便、清心除烦、养阴生津、益气补中等。

【主治】尿道感染、膀胱炎、咽干舌燥、口舌生疮、失眠等病症。

◇3. 银花甘草茶

【原料】千金银花300克，甘草30克。

【制法】将金银花和甘草各分成10份，分别放入10个茶包袋子；每次饮用时取一个茶包，以适量沸水冲泡，1分钟后把水倒掉；再次冲入沸水，加盖焖放10分钟。

【用法】代茶饮，每日1剂，可反复冲泡。

【功效】清热解毒、解暑。这是一款适合全家人的夏季保健茶

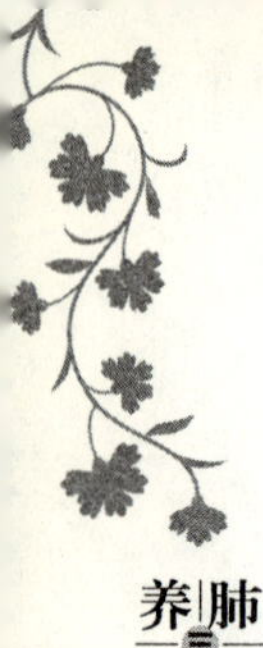

方，夏季高温之时，每天喝一杯银花甘草茶不仅可以清凉消暑、预防痱子，而且能够增强机体对病毒的抵抗能力。

【主治】暑热烦渴、痱子、痈肿疮疡等症。

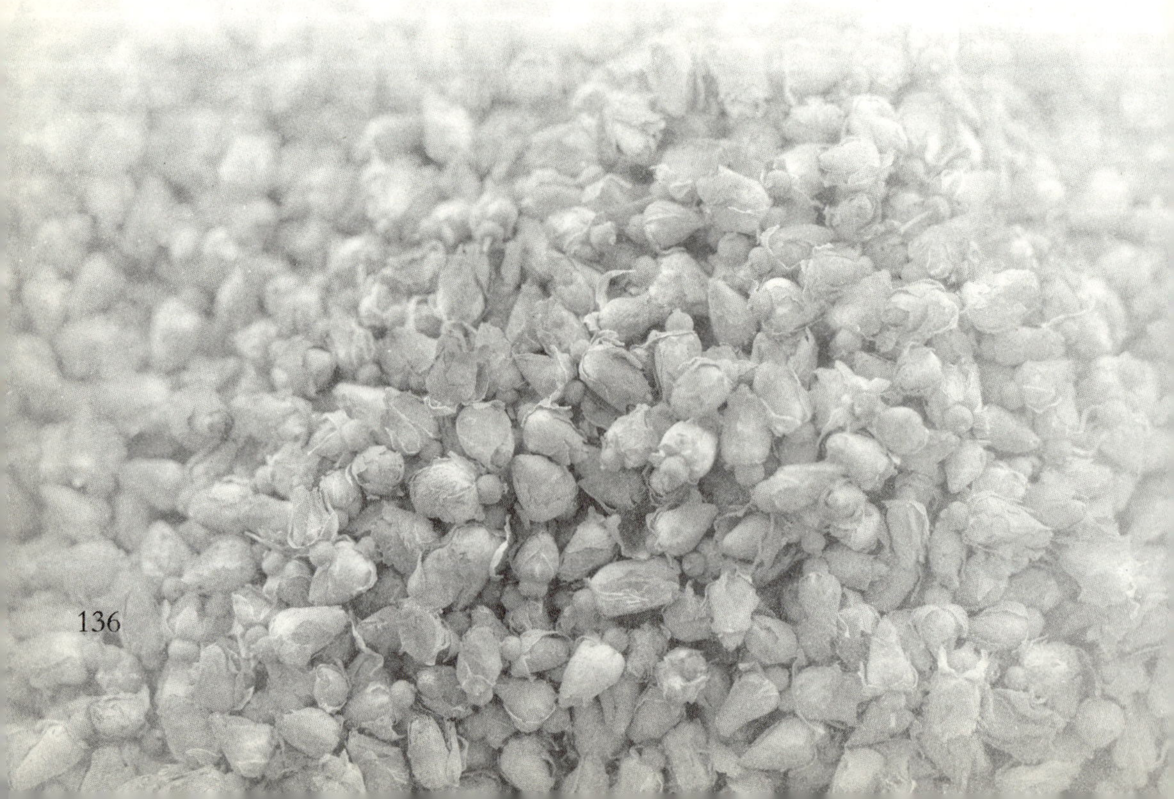

第三节　长夏祛湿茶，防止湿热郁于肺

如果我问大家，一年共有几个季节？台下的朋友大都会不容置疑地回答：一年有四个季节。不过我国古代对一年的季节有四季和五季两种划分方法。所谓四季，即春、夏、秋、冬，这个划分方法大家都很明白，我在这里不用多说。那么，一年五季又是根据什么来划分的呢？这就需要请我们的吴教授来给大家讲一讲其中的来龙去脉了！

大家知道，我们人体有五脏，而《黄帝内经》认为，我们人体的五脏与季节存在一种相互对应的关系，即肝主春，心主夏，脾主长夏，肺主秋，肾主冬，也正因为这个原因才出现了一年五季的划分方法，这五个季节分别是春季、夏季、长夏、秋季、冬季。

在各自主令的季节中，这个脏器的功能属性最强，但又最容易受内外致病因素的侵害。这就好比我们上学时，每个班级都有一张学生值日表，每个人在值日期间，都会把自己的能力、个性充分地表现出来；另外，值日当天，值日生必定会有大量的工作要做，这就需要值日生们耗费大量的心血和能量来完成任务，而当一个人能

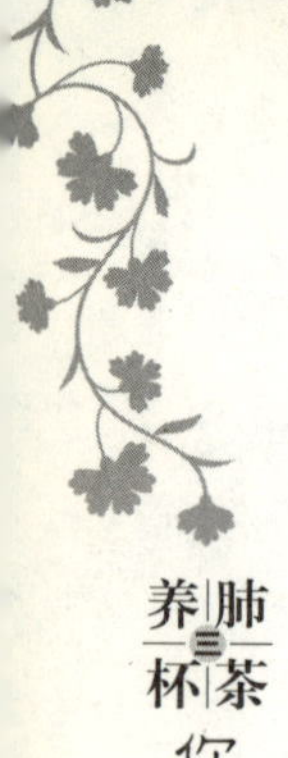

量过耗处于疲倦期时，最容易受外邪侵袭发生病患。同样道理，我们的五脏六腑在当令之际也是最脆弱的，需要我们给予足够的保护和支持。

说了这么多，我们还是要尽快回到主题上来，说一说长夏祛湿养肺的问题。那么，究竟哪个时间段属于“长夏”呢？所谓长夏，是指夏末初秋这段时间，具体来说是从小暑到处暑。此时是一年中气温最高的时候，而且多伴有湿气，所以长夏的气候特点是炎热而多湿。那么，“湿”又是从何处而来呢？所谓湿，即我们通常所说的水湿，有着内湿和外湿之分。外湿，通常是由于气候潮湿、居室潮湿或淋雨涉水，使外来湿气侵入人体；而内湿则是一种病理产物，通常与脾胃的消化功能有关。

中医认为，脾主长夏，而长夏以湿邪为主，湿为阴邪，好伤阳气，尤其容易伤害脾阳。脾一旦受湿气侵扰，则会导致脾气不畅，而一旦脾胃功能不畅，又会伤及肺脏，导致肺脏湿热郁积。所以，夏季养生最重要的工作就是保护好我们的脾脏，防止因饮食不当而导致消化道疾病的发生。

那么，如何来保护脾脏呢？日常生活中最常用的方法有醒脾、护脾、健脾和温脾四种方法，在这里简单给大家介绍一下。

醒脾法。生蒜泥10克，糖醋少许，饭前拌食。此法不仅具有醒脾健胃作用，而且可以有效预防肠道疾病；另外，可以取山楂条20克、生姜丝5克，拌食，具有消食开胃作用；也可以取香菜125克，加入食盐、糖、醋少许，拌食，具有芳香开胃健脾作用。

护脾法。以各种药膳粥来护脾益胃。常见护脾粥有：莲子薏仁粥（莲子50克，白扁豆50克，薏仁米50克）、银耳糯米粥（银耳20

克，百合10克，绿豆20克，糯米100克）、山药茯苓粥（山药50克，茯苓50克，炒焦粳米250克）。

温脾法。夏天气候炎热，很多人喜欢吃生冷食物，最终造成寒积脾胃，影响脾胃的消化功能。这个时候，你可以准备一个较厚的纱布袋，装入炒热的食盐100克，放在肚脐上三横指处，此法具有温中散寒止痛等功效。

健脾法。仰卧在床上，以脐为中心，按照顺时针的方向用手掌旋转按摩20下。

除以上几种健脾方法外，花茶也是长夏之际健脾和胃的有效方法。比如夏天饮用最多的五花祛湿茶，具有清热解毒、祛湿、润肺、健脾和胃等功效，对夏季湿热之邪侵犯人体所致的头痛头晕、鼻塞流涕、咽痛声哑、食欲缺乏、肢体困重等症具有良好的治疗作用。而且这款花茶的泡制方法也比较简单，其具体冲泡方法是，准备金银花15克、杭菊花15克、扁豆花15克、鸡蛋花15克、木棉花15克、鲜土茯苓50克、薏仁米50克；将以上茶料去杂质，洗净，将鲜土茯苓切成细块状；将所有材料放入锅中，加入适量清水，煎煮半小时代茶饮，也可以根据个人口味加入适量冰糖进行调味。

长夏祛湿三杯茶

◇1. 四君子茶

【原料】白术9克，茯苓9克，人参6克，炙甘草3克，蜂蜜适量。

【制法】将人参、白术、茯苓、炙甘草研成粗末；将以上4味茶料放入茶杯中，以沸水冲泡15～20分钟后，加入蜂蜜调味。

【用法】代茶频饮，每日1剂。

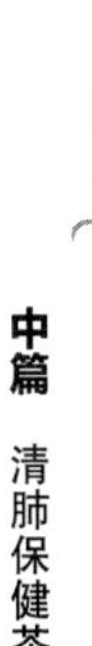

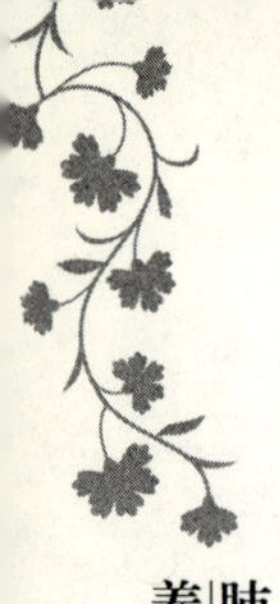

【功效】健脾和胃、益气强身、燥湿利水、养肺、复脉固脱。

【主治】适合年老体弱、消化力弱、腹胀肠鸣等人群饮用。

◇**2. 荷叶翘茯苓**

【原料】绿茶5克，荷叶5克，茯苓、连翘、陈皮、佩兰各3克，蜂蜜适量。

【制法】将荷叶、连翘、茯苓、陈皮、佩兰去杂质，洗净；放入锅中用水煎煮，去渣取汁；用药汁冲泡绿茶，加入适量蜂蜜调味。

【用法】不拘时代茶饮，每日1剂。

【功效】健脾除湿、祛秋暑、清热解毒、燥湿、化痰开胃。

【主治】小便不利、水肿胀满、痰饮咳逆、中暑等病症。

◇**3. 白术健脾除湿茶**

【原料】白术60克，薏米30克，陈皮10克。

【制法】将以上3味茶料去杂质，洗净；放入锅中，加适量清水，煮熟后饮用。

【用法】不拘时代茶饮，每日1剂。

【功效】健脾补肺、益气、燥湿利水、清热利湿。

【主治】脾胃虚弱、食少胀满、腹泻、水肿、痰饮、水湿停留等病症。

第四节　秋季甘润茶，滋阴润肺除燥邪

大家有没有发现这样一个问题：一到秋天，我们的呼吸道经常是火烧火燎的，鼻子总是干干的，原本光滑细腻的皮肤也开始变得干裂粗糙、皮肤发痒。为什么会出现这种现象呢？其实这都是肺不好闹的祸。那么，秋季如何来保护我们的肺呢？今天我们就听听养肺专家吴教授的建议。

我们经常把秋天形容为“多事之秋”，从养生的角度来说，这种说法一点不假，因为秋季最容易诱发感冒、肺炎、气管炎、支气管炎、哮喘、皮肤瘙痒、皮炎等病症。那么，为什么各种呼吸道疾病、皮肤病最容易在秋季发作呢？这还需要从秋季的气候特点来说。

《黄帝内经·素问》里说“肺主秋”，也就是说肺与秋天是相对应的，秋天时肺气最旺，是养肺的好时机。秋季的天气以“燥”为最显著的特点，而肺脏喜润而恶燥，因此燥邪最容易伤肺。肺开窍于鼻，咽和喉都是肺的门户和肺气通道，所以秋天最容易出现口鼻干燥、咽喉疼痛、干咳等病症。另外，又由于“肺主皮毛，与大肠相表里”，所以秋天还容易诱发大便燥结、皮肤干燥、长痘、皮

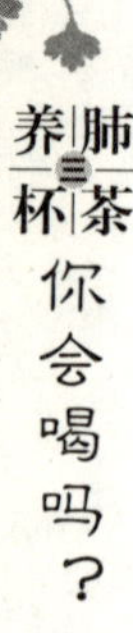

炎等病症。所以，在秋天这个干燥的季节，要想身体不生病，就要以养肺为先。

那么，秋季如何养肺最有效呢？关于这一点《黄帝内经》中说："秋三月，此谓荣平，天气以急，地气以明，早卧早起，与鸡俱兴。"也就是说，秋季养肺要像鸡子那样，黄昏时就要赶紧入舍睡觉，天亮了就起床开始活动，保证睡眠时间充足，以养秋收之气。如果违背了这一特点，就会伤及肺气，诱发各种呼吸系统病症。另外，秋季属于收敛的季节，需要给冬季提供闭藏之气，如果闭藏不住就会导致水谷杂下，一旦到了冬天容易出现消化不良、腹泻等消化系统病症。

秋季属于收敛、成熟的季节。从饮食的角度来说，酸味的食物可以收敛肺气，而辛辣食物宜于发散泻肺，秋季宜收不宜散，所以秋天要多吃苹果、橘子、山楂、猕猴桃、葡萄、柚子等酸味食物，少吃葱、姜、辣椒等辛辣食物。从颜色上来说，秋主肺，肺喜白色，所以秋天还要多吃银耳、雪梨、百合等白色食物。比如，冰糖银耳茶就是秋季润肺的不二茶方，这款茶不仅甘甜美味，而且具有润肺、止咳、滋阴降火等功效。

那么，冰糖银耳茶如何制作呢？其方法一点都不难。首先准备银耳20克，茶叶5克，冰糖20克；将银耳洗净、切碎，和冰糖一起放入锅中炖熟；然后将茶叶用开水泡5分钟，将茶水混合入银耳汁中，搅拌均匀即可饮用。在燥邪弥漫的秋季，每天喝一杯冰糖银耳茶，不仅可以预防中暑、暑热感冒等，而且还能够治疗口干咽燥、阴虚咳嗽等病症。

秋季甘润三杯茶

◇1. 元胖冬利咽茶

【原料】胖大海2～3枚，元参（玄参）3克，麦冬3克。

【制法】将元参、麦冬用温水洗净，泡软；将胖大海洗净，沥干；将以上3味茶料共同放入茶杯，以沸水适量冲泡，浸泡20分钟。

【用法】随时温饮，每日1剂。

【功效】清热解毒、利咽润肺、生津止渴、去虚火、止咳等。

【主治】秋季热燥所致的干咳、咽喉肿痛、热伤津液、肺胃生热、口舌生疮、大便干结等病症。

◇2. 百元杏仁茶

【原料】干百合5克，元参（玄参）3克，甜杏仁3克，甜桔梗2克。

【制法】将以上4味茶料去杂质，洗净；将甜桔梗用温水泡软，剪成0.5厘米长的小段，将元参打碎，同放入纱布袋中，扎紧口；将甜杏仁、干百合和纱布袋一起放入茶杯中，以沸水适量冲泡，加盖焖放15分钟。

【用法】每日1剂，饭后温饮。

【功效】滋阴降火、润肺止咳、静心安神、除烦解毒、祛痰平喘、开宣肺气等。若从入秋开始每天坚持饮用此茶，具有良好的保健养生效果。

【主治】秋燥灼伤肺阴、肺气导致的干咳、胸闷气短、久咳不止、咽干口渴、烦躁不宁、肺虚劳咳等病症。

◇3. 梨母麦陈茶

【原料】秋梨1个，川贝母3克，麦冬5克，陈皮2克。

【制法】将秋梨洗净，切成1厘米见方的小块；将川贝母、麦

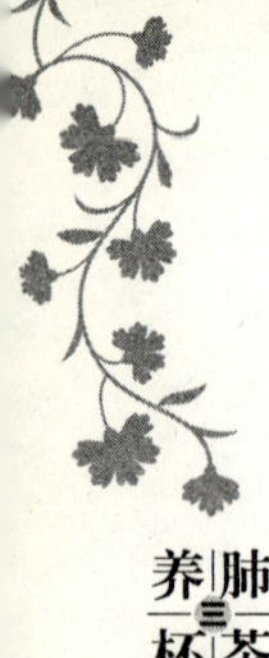

冬、陈皮用温水泡软，一起放入茶杯中，以适量沸水冲泡；加盖焖放10分钟后，放入秋梨，再冲入少量沸水，继续浸泡3～5分钟。

【用法】随意温饮，每日1剂。

【功效】清热润肺、健脾化湿、祛痰止咳等。

【主治】秋燥伤及肺津所致的口干咽痛、干咳、口渴、舌头干红、痰咳而不出等病症。

第五节　冬季驱寒茶，温润补肺效果佳

中医养生讲究顺应时节，也就是根据每个季节的不同特点，选择适合的方法来养育我们五脏六腑。那么，寒冬季节应该如何来养护我们的肺脏呢？说起养肺的话题，我们还需要请吴教授上台支招！

我身边大多数人都不喜欢冬天，相信大家也都会发现这样一种普遍现象。这是为什么呢？冬季最显著的特点就是寒冷干燥，而肺脏天生喜温润而恶干寒，因此冬天的燥邪、寒邪最容易伤及肺脏，导致风寒感冒、肺炎、咳嗽、支气管等呼吸道病症发作。所以我提醒大家，冬季养肺一定要防止寒邪袭肺，并给肺脏补充足够的水分，使它保持湿润。

冬天时，人的身体脏器比较脆弱，生冷食物很容易伤及肺脏及脾胃。所以冬天要多吃温热食物或热性食物，比如芝麻、羊肉、大豆等。为保证肺脏及呼吸道黏膜润滑，每天要饮水2000毫升。另外，多吃具有润肺功效的水果、蔬菜，比如胡萝卜、苹果、梨、甘蔗等食物，这是一种既有效、方便又廉价的护肺方法，尤其是胡萝

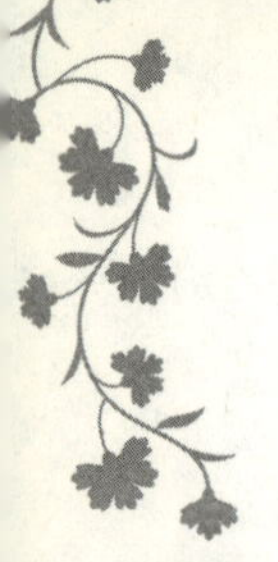

卜和苹果是冬季养肺必不可少的食物。

通常我们的肺脏受伤，多是因为支气管黏膜伤损，而胡萝卜中含有丰富的β胡萝卜素，它可以在人体内分解为维生素A，以保护我们肺脏的黏膜细胞，防止肺脏受细菌、病毒等有害物质伤害。而苹果中含有丰富的果胶和抗氧化物质，这两种东西可以预防或减轻肺部炎症，所以平时喜欢吃苹果的人患慢性咽炎、咳嗽等病的概率比不吃苹果的人低33%。

从五脏对应五季的角度来说，冬季肾主其令，而冬季又是一个阴盛阳衰的季节，阳气收敛导致人体津液不能从体表散发，只能通过膀胱、肾脏将体液排出体外，这在无形中就增加了肾脏的负担。当肾脏高负荷工作，其免疫力降低，同时对外邪侵袭的抵抗力也会下降，所以冬季又是肾炎、水肿、遗尿、尿失禁等泌尿系统疾病的高发期。

在前面的文字中我也一再强调，肺肾两脏经气相通，在呼吸排泄方面两者需要相互配合。另外，从五行相生的角度来说，肺属金，肾属水，金可生水，通俗来说，肺为肾的母亲，肾为肺的孩子。俗话说，母凭子贵。这种说法不仅在现实生活中行得通，在中医理论中也行得通。如果肾这个“孩子”不争气，作为“母亲”的肺就会抬不起头，受人欺凌瞧不起；相反，如果肾足够强健有力，肺也会跟着肺气十足。所以从这个角度上来说，冬季养肺需要肾肺双养。那么，有什么食物既能够润肺又可以补肾呢？其实，我们平时吃的核桃、山药、枸杞子都具有润肺、补肾功效，尤其是核桃花生茶更是补肾润肺的最佳茶疗方。

在这里，我给大家介绍一下核桃花生茶的制作方法，以方便大家日常饮用。首先准备核桃40克、花生100克、红枣干30克、蜜糖适量；将核桃、花生、红枣洗净，红枣去核；将以上3种茶料放入豆浆机中，加水1000毫升，搅拌并煮成核桃茶；去渣取汁，加入适量蜜糖调味饮用。本茶方具有润肺、定喘、补肾、固精强腰等作用，适合肾虚、肺虚、咳喘、腰痛、气血不足等人饮用，也适合脑力劳动者和青少年长期饮用。

冬季驱寒三杯茶

◇1. 核桃葱姜茶

【原料】核桃仁25克，葱白25克，生姜25克，红茶15克。

【制法】将以上3味茶料共同捣烂，与茶叶一起放入砂锅中，加水一碗半煎沸，去渣取汁。

【用法】一次饮完，卧被避风取汗，每日1剂。

【功效】解表散寒、发汗退热。

【主治】感冒发热、身痛、头痛无汗、鼻塞声重。

◇2. 姜杏茶

【原料】杏仁25克，生姜10克，甘草10克，盐10克。

【制法】将杏仁洗净、去皮尖、捣碎；将甘草研成末，然后炒一下；生姜去皮，同盐一起捣碎；将以上4味茶料拌匀，用沸水冲泡。

【用法】不拘时代茶频饮，每日1～2剂。

【功效】散风寒、止咳、化痰、润肺解毒等。

【主治】风寒感冒引起的咳嗽、畏寒、咽中有痰咳不出等病症。

◇3. 辛夷荆芥茶

【原料】荆芥3克，辛夷花3克，冰糖少许。

【制法】将辛夷花、荆芥去杂质、尘土，洗净，沥干；以上2味茶料同研为粗末，装入纱布袋中，扎紧口，放入茶杯，以适量沸水冲泡，加盖焖放10～15分钟。

【用法】早饭、晚饭后温饮。

【功效】祛风通窍、解表散寒、消肿止痛、燥湿。

【主治】外感初起的头痛、身酸、畏寒、怕风、咽疼、牙痛、鼻塞流涕等症。

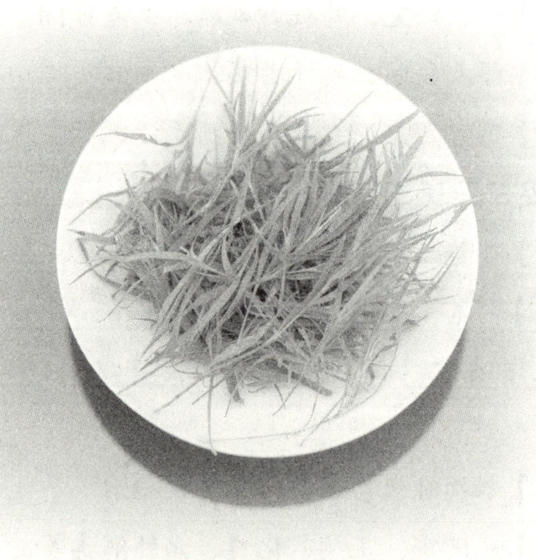

第四章　因人饮茶，按需清肺永葆健康

第一节　清肺养肺脏，从孩子开始
——枇杷花茶，护佑儿童的娇脏

每年换季时，儿童医院总是最热闹的地方，去医院看病的孩子们不是感冒发烧就是肺炎发作。有些孩子还好，吃点药咳嗽就止住了。可有些孩子就没那么幸运了，一咳嗽就是十天半个月的，孩子受罪，大人也看着心疼。吴教授，你是养肺专家，有没有一种可以保护孩子肺脏的灵丹妙药呢？

的确，每当换季便是孩子肺部疾病的高发期。尤其最近一段时间，肺出现问题的孩子非常多。在找我进行饮食调理的儿童患者中，十个孩子中有七个是肺不好的。

从某种程度上来说，孩子肺不好与最近几年的空气污染有极大的关系。在前面的内容中，我不止一次地强调，肺为五脏中的娇脏，非常容易受外邪侵害。与我们成人相比，孩子们的肺更为娇

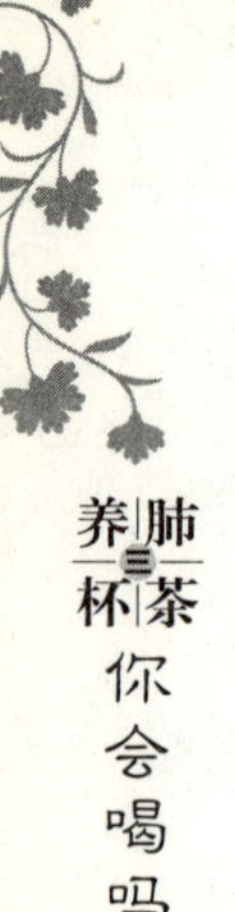

贵。中医认为，小儿的身体为“稚阳未充，稚阴未长”，通俗来说的话，就是小孩子的脏腑还比较娇嫩，不仅容易发病，而且病症的传变非常迅速。尤其孩子的肺、脾、肾三个脏器还没有发育完整，免疫功能比较弱。通常情况下，孩子出生6个月时，来自母体的抗体已经消耗殆尽，所以这个年龄的孩子抵抗力低，极容易生病。除此之外，孩子患病的另一个高峰期是上幼儿园之后。

除空气环境原因外，小儿患肺病的另一原因则是喂养不当。很多父母没有掌握科学喂养孩子的方法，导致孩子脾胃受伤，最终伤及肺脏。从中医五行上来说，脾胃属土，肺属金，土可生金。打个比方来说，脾就好比是肺的母亲，如果脾这个母亲受伤了，肺作为孩子自然也会受到牵连，最终导致肺脏患病。

那么，孩子的肺病包括哪些类型呢？概括来说，小儿的肺不好，包括肺气不足和肺阴不足两种。小儿肺气不足最常见的症状是咳嗽乏力、畏寒自汗、哮喘等。小儿肺阴不足，主要表现为干咳痰少、声音嘶哑，还常伴有口干咽燥、手足心热、舌红苔少、盗汗、便秘等现象。

既然小儿的肺脏如此娇弱，我们应该如何来调理、保护孩子的肺呢？在这里我要给爸爸妈妈、爷爷奶奶、姥姥姥爷们强调一下，要想保护好孩子的肺，首先要做的就是避免肺脏受寒。中医上说“形寒饮冷则伤肺”，这里所谓的“形寒”是指外边的寒凉，比如开空调、开窗户、淋雨等导致寒气侵犯。所以，孩子在房间睡觉时，尽量不要开空调，要知道空调吹出的寒气对孩子的肺脏伤害极大。而所谓“饮冷”，即进食寒凉之品，也就是说除吹空调外，喝冷饮是导致孩子肺部受寒的另一个重要原因。很多孩子都有吃冰激淋或喝冷饮的喜好，当孩子吃一个冰激凌或喝一杯冰镇饮料，寒气便会串遍全身，这种从食物中散发出来的寒气，不仅会伤害孩子的脾胃，而且会伤及肺脏，导致孩子咳嗽、咳痰、流鼻涕等。除此之外，孩子肺部受寒最典型的症状是，喉咙里咳稀白色的痰，鼻子外流鼻涕。尤其在寒冷的冬天，更要做好孩子的背部保暖工作，比如给孩子做一个能够保护后背的棉马甲，以减少寒气对身体的侵害。

在保护小儿肺脏时，除减少寒邪侵袭外，给孩子补肺气也很关键。比如，可以让孩子多吃杏仁、胡萝卜、梨、百合、西瓜、银耳、冬瓜、荸荠等具有养肺、补肺气的食物。另外，也可以用胖大海、枇杷等中药泡茶，以茶疗的方式来调理孩子的肺脏功能。尤其是枇杷花茶，是护佑儿童肺脏的佳品，在小儿清肺养肺调理中，最受专家们推崇。

既然枇杷花茶是小儿清肺养肺佳饮，很多父母肯定都想知道这款茶品的泡制方法。其方法非常简单，首先准备枇杷花30克，用清水洗净；把洗干净的枇杷花放入锅中，加清水1000毫升大火烧开；水烧沸后调小火继续煎煮5～10分钟即可。通常是煮的时间越长，茶汤的味道就越浓，止咳的效果也就越好。在饮用时可以根据孩子口味加少量冰糖或蜂蜜。

如果孩子正处于咳嗽中或久咳不止，可以把枇杷花的数量增加到80克，水的数量增加到1500毫升，煎熬20～30分钟，放温后加冰糖或蜂蜜，每天多喝几次。一般坚持饮用三天，孩子的咳嗽症状就会明显缓解，不过这种大用量的方法仅适用于咳嗽严重的患儿。

小儿清肺养肺三杯茶

◇1. 杏仁枇叶茶

【原料】甜杏仁10克，大鸭梨1个，枇杷叶10克。

【制法】将甜杏仁去皮打碎；大鸭梨去核切块；枇杷叶去毛洗净；将以上3味茶料同放入水中煎汤，去渣取汁。

【用法】代茶频饮。

【功效】清肺、化痰、平喘。

【主治】小儿热性咳嗽、发热汗多、哮喘痰多、痰黄稠难咯等病症。

◇2. 红花花生茶

【原料】花生米15克，西瓜子15克，红花1.5克，冰糖30克。

【制法】将西瓜子捣碎，然后与其他3味茶料一同加水煎汤；煎煮30分钟后去渣取汁。

【用法】不拘时代茶饮，每日1剂。

【功效】清肺化痰、宣肺活血、利水消肿、解痉止咳。

【主治】小儿百日咳。

◇3. 桑叶生蜜茶

【原料】桑叶10克，生蜜适量。

【制法】将蜂蜜涂在桑叶表面，用线系在叶蒂上，阴干后切细丝，以沸水冲泡。

【用法】代茶频饮。

【功效】清肺热。

【主治】小儿夏季热暑伤肺，高烧不退，口渴咽干、皮肤干燥等。

第二节　女人好面子，全靠肺来帮
——百合花茶，养出一百分女人

俗话说，爱美之心人皆有之。无论何时何地，任何年代，帅哥靓妹总是比长相一般的人更受青睐。从事业职场上来看，政界竞选、影坛明星、职场招聘都更欢迎长相出众的人；从爱情婚姻上来说，哪个男人女人不希望与自己携手出入的人是一位美女或者帅哥呢？那么，一个人的肌肤美丑是由什么决定的呢？今天就请吴教授给我们聊一聊护肺养颜法。

天下男女皆好“色”。听到这句话，在座的朋友可别误会呀！我这里所谓的“色”并不是低级趣味的色情之“色”，而是指一个人的“容颜姿色”。

也正因为每个人都希望自己看起来更年轻、更靓丽，当前的美容业相当火爆。可是那些从美容院走出来的“美人儿”，无论她们的五官修整得多精巧，妆容打扮得多靓丽，那也只是外在的涂涂抹抹罢了，待铅华洗尽，终究改变不了容颜尽失的结局。一个女人要想做 “百分之百”的魅力女人，就要从“内调”开始，女人只有身

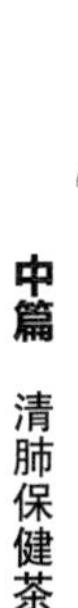

体健康了，气血充盈了，才能够真正做到容颜不老、青春永驻。

那么，女人的容颜美丑又跟身体的哪些脏器有关系呢？确切来说，女人“好面子”全靠肺当家，一个人肌肤的美丑，完全取决于肺脏功能的好坏。听到这里，可能会有人奇怪：“吴老师，肺脏是用来呼吸的器官，跟我们的肌肤容颜是八竿子打不着的事情，怎么就会影响到一个人的容颜美丑了呢？”要想弄明白这个问题，我们还需要从中医的角度给大家聊一聊肺与肌肤的关系。

《黄帝内经》中记载：“肺主皮毛”。中医认为，肺脏除了“主气司呼吸”，也就是我们前面讲到的呼吸、摄血、推动血液运行之外，还具有宣发肃降职能，即机体水分的代谢和皮肤的排泄功能。另外，在我们身体的王国中，肺脏还担负着“宰相”这个重要职位，所以肺脏功能的好坏将会影响到心脏、大肠、脾胃、肝脏等脏器功能，最终直接或者间接影响到我们皮肤的好坏。在这里，我们就简单介绍一下彼此之间错综复杂的关系。

• 肺脏—心脏—容颜

在人体器官中，心脏坐第一把交椅，处于君主的位置，肺坐在第二把交椅上，是负责为君主出力效劳的宰相。在机体的气血运行中，肺主气，心主血，血液的运行需要肺气的推动，而肺气的布输又依赖于血液的运载，中医把气与血这种相互推动的关系形容为“气为血之帅，血为气之母”。也就是说，如果一个人肺气虚弱，中气不足，就会使血液运行无力，导致心脉血瘀；反之，如果一个人心气不足，血液运行不畅，又会影响到肺脏的宣降功能，出现胸闷、哮喘等症状。

从美容养颜的角度来说，若一个人肺功能不好，将会影响心脏对血液的运行，导致身体气血运行不畅。而人头面部及肌肤又是靠血液来濡养的，这正如《黄帝内经》中说：“心主血脉，其华在面”。由于我们面部肌肤中的毛细血管比较丰富，心脏功能好坏，血液运行是否畅通，很容易就会在面部肌肤上反映出来。如果一个人气血充足，肺脏、心脏功能良好，面部的血液就会旺盛，表现在面部肌肤上就是面色红润、富有光彩；反之，如果一个人气血不足，肺和心脏功能不好，表现在皮肤上的将是肤色黯淡、枯萎、粗糙、缺少弹性、毫无光泽。另外，如果一个人心气虚弱，血液在脉管中的流动缓慢无力，表现在脸上则是面颊、口唇紫绀。如果一个人心气太盛、心火过旺，面部的毛细血管将会扩张，引起“红赤面”。

• 肺脏—脾脏—容颜

肺脏与脾脏能否相处融洽，工作上能否相互配合，对我们的容颜也起着至关重要的作用。中医认为脾主运化，是气血的生化之源，而肺气又受水谷之气滋生。如果脾运化水谷的功能失调，肺脏就会面临“巧妇难为无米之炊”的窘迫之境，将无气可主。所以，当一个人脾气虚弱往往也会导致肺气不足，从而出现疲乏无力、少气懒言等症状。如果脾脏中水湿停留，将会聚结成痰，最终影响到肺气的宣降，导致咳嗽、痰多等病症发生。反过来，脾脏的水谷之气也依赖于肺气的输布，而且脾的水液运化，也需要肺气进行通调。如果肺失通调，将会导致水湿困脾，出现纳呆、腹胀、便溏等

症状。

总之，无论是肺脏出毛病影响到脾，还是脾脏出毛病影响到肺，我们身体的营养都会出现问题，最终表现在容颜体态上的往往是身材肥胖、体态臃肿、皮肤粗糙、毛孔粗大、痤疮、皮肤油腻等，从而影响到我们的形态之美。反之，如果肺与脾互帮互助，脾气健运，肺气充足，则表现为肌肤润泽而富有弹性，肤色白皙、口唇饱满红润，形体丰满、结实、矫健。

• 肺脏—大肠—容颜

我们在前文中早已说过，皮肤的好坏与大肠的排泄功能具有密切关系。中医认为，肺与大肠通过经络相互络属，两者之间构成相辅相成的表里关系。比如，当肺气的肃降功能正常，大肠的传导功能就正常，大便通畅；若肺失肃降，津液无法正常下达，将会导致大便秘结，这正是肺脏对大肠产生的影响。反过来，如果大肠出现实热，腑气不通，将会使肺气不利，导致哮喘。我们都知道，如果一个人长时间便秘，不仅脸上会长痘痘，而且肤色也会黯淡无光。这样来说，肺脏、大肠、容颜之间至关重要的关系就不再难理解了吧。

• 肺主皮毛，其华在表

前面我们讲的都是肺脏与皮肤容颜之间的间接关系，下面我们就来说一说肺与容颜之间的直接关系。古人认为，我们身体的皮毛是由肺的精气所生，这里所谓的皮毛指皮肤和附着于皮肤上的毫毛。我们都知道，当一个人皮肤着凉受寒，就容易出现呼吸道病症。那么，皮肤与呼吸道又有何干呢？这是因为，我们皮肤具有散气、调节体温、调节呼吸、防止外邪侵入等作用，所以中医又把汗孔称之为“气门”。当一个人肺气虚，肌表不固，常表现为自汗；当人体卫外之气不足，体表皮肤就容易受风寒之邪侵袭，外邪伤肺导致咳嗽感冒等病症。所以，当一个人伤风感冒时，有经验的人就会建议病人喝一碗开水，然后盖上被子或用其他办法把汗发出来，随着汗液从皮肤中排除，感冒症状也会减轻。这就是通过皮肤发汗来驱赶肺邪的方法。如果一个人肺脏功能不好，宣发功能失常，外邪就容易侵袭肌肤，皮肤就会粗糙无光，而且容易长粉刺。所以，中医美容一直主张“养颜先养肺”的观点。

那么，除了我们常说的运动、按摩、针灸等方法外，还有什么方法可以养肺呢？女人们天生对吃感兴趣，所以食疗或茶料是女人养肺的最佳办法。今天我就给大家推荐一款百合养肺茶，这款茶不仅具有润肺、养肺作用，而且还可以美容养颜，滋养出一个“一百分”好姿色的美人儿。

百合花茶——养出一百分女人

百合花，又被誉为“鲜花小人参”，不仅具有清火润肺、安心宁神、补中益气、润肠通便、补阴退热等功效，而且具有润肤美艳、防止皮肤衰老等作用。女人经常食用百合花，不仅皮肤白皙润滑、皱纹少，而且能够延长寿命。据相关资料记载，历史上很多女寿星们，她们的食谱或茶方中都少不了百合花的身影。

那么，百合花茶如何制作呢？我把这款茶的泡制方法给大家普及一下：准备百合花4朵、金盏花5朵、蜂蜜适量；将百合花、金盏花用清水洗净，放入茶壶中，用500毫升沸水冲泡，浸泡3～5分钟即可；喝的时候根据自己的口味加入适量蜂蜜进行调味。如果一个人长时间坚持饮用百合花茶，不仅能够清肺火、美容养颜，还可治疗咳嗽、大便秘结、夜不能寐等病症。

美容养颜三杯茶

◇1. **百合莲藕茶**

【原料】百合20克，莲藕10克，西洋参10克，玉竹5克，蜂蜜适量。

【制法】将前4味茶料洗净，放入锅中煎汤，去渣取汁，加入适量蜂蜜调味。

【用法】代茶频饮，每日1剂。

【功效】润肺止咳、清心安神、补中益气、美容养颜等。

【主治】皮肤衰老，皱纹增多，肤色黯淡无光，肌肤干燥粗糙、无弹性等。

2. 润肤养颜茶

【原料】生地12克，积雪草15克，生山楂15克。

【制法】将以上3味茶料研成末，放入锅中，加水煎20分钟，去渣取汁。

【用法】代茶频饮。

【功效】清热解毒、滋补消炎、益阴生津、美容润肤、防皱祛斑等。

【主治】皮肤干燥、无光泽、粗糙、色素沉着、弹性差、皱纹多等。

3. 美肤蔬果茶

【原料】葡萄5颗，菜花2朵，芹菜1段，西红柿1个，橘子1个，柚子半个，牛奶、蜂蜜适量。

【制法】将葡萄单独榨汁备用；将菜花、芹菜、西红柿、橘子、柚子共同榨汁；将葡萄汁和果蔬汁混合，搅拌均匀；在果蔬汁中加入牛奶、蜂蜜即可饮用。

【用法】代茶频饮，每日1剂。

【功效】止咳润肺、健脾消食、润泽肌肤、祛除皱纹等。

【主治】皮肤干燥、无弹性、皱纹多等。

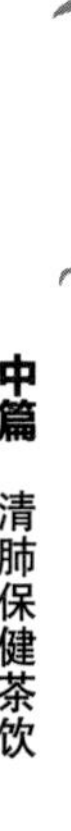

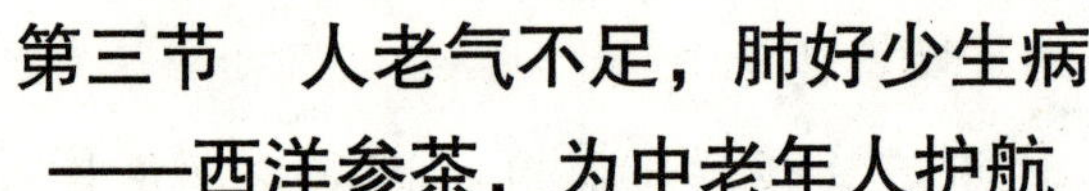

第三节　人老气不足，肺好少生病
——西洋参茶，为中老年人护航

在我们家乡，经常用这样一句俗话来形容人年老力衰的过程：二十几岁力不全，三十几岁正当年，四十几岁不服老，五十几岁不沾弦。这句话告诉我们，三十几岁是一个人精力最旺盛的时期，人一旦到了四十、五十岁，身体就开始走下坡路了，各个脏器的功能也开始一日不如一日。尤其是那些患有老慢支或哮喘病的中老年人，还没怎么动弹，就感觉气短乏力、呼吸不畅，其实这都是肺气不足惹的祸。

中国有句话叫“人老体衰”，也就是说，人随着年龄的增加身体会逐渐衰老，这是无法抗拒的自然规律。虽然我们无法改变“人终有一老”的事实，但却可以通过科学养生的方法来延缓身体衰老的速度。

我在前面也说过，肺脏是诸多脏器中最容易“早衰”的脏器之一。通常在二十几岁时，我们的肺脏功能就开始下降，人到中年时很多人逐渐出现气短乏力、咳嗽感冒、畏风自汗等症状，这正是一个人肺气不足的表现。

中医养生理论认为“肺气健旺，则五脏之气皆旺，精自生而形自盛”。这句话的意思是说，肺脏在人体中具有非常重要的作用，如果一个人的肺好，其他脏器的功能就好，自然一个人的精气神就充足旺盛。所以，人到中年之后，养生首先要补充肺气，一个人只有肺气充足了，才能够健康长寿。那么，如果一个人经常出现气短乏力、咳嗽感冒、畏风自汗等症状，或者已经被医生确诊为肺气不足的人应该如何来补肺呢？除按照医嘱进行常规治疗外，大家不妨来试试以下几种补气小窍门。

深呼吸补气法。深呼吸是最简单易行的补肺法。每天当太阳刚刚升起时，到户外去做做深呼吸，这不仅补充了肺气，也锻炼了肺脏的呼吸机能。其具体方法是，每次吸气时将下腹鼓起，使气沉丹田，同时将双臂向两侧伸展，尽可能让肺脏的上中下三层都得以滋养。每次练习深呼吸20~30下即可。

“嘻”字补气法。这种补肺运动的具体做法是，先将两唇微微后收，令上下牙齿相合而又不相互接触，舌尖插入上下牙缝之间，微微露出；呼吸并念“嘻”字，两手从小腹前抬起，逐渐转掌心向下，两手高度与胸相平；然后两手臂外旋，反转手心向外成立掌，分别向左右两边推掌，如同鸟翼一样。呼吸结束，随着吸气之势使两臂自然下落。

朗读、唱歌补气法。朗读、唱歌这两种活动都具有一定的扩胸作用。在扩胸过程中，通过横膈运动，将气体吸入肺内，当气息冲击声带，产生的声音会经过共鸣腔体，进行综合调节。可以说，无论是唱歌还是朗诵，其呼吸量的大小、节奏的快慢都需要根据曲子

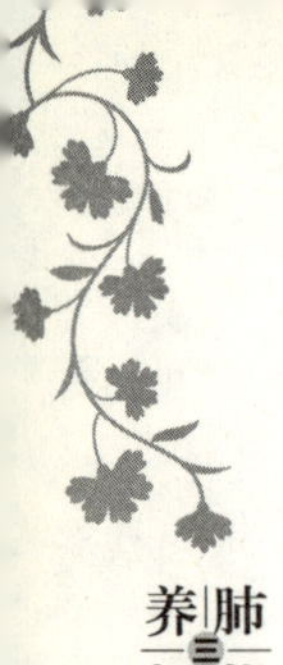

或文章的感情进行调整。所以，一个人闲暇的时候如果能够多唱唱歌或朗诵，不仅补充了肺气，也锻炼了肺脏功能。

除以上几种方法外，食疗也是补肺气的有效方法。比如，在日常饮食中，可以多吃花生、莲藕、白木耳、山药、枇杷、柿饼等具有补气、润肺作用的食物。另外，也可以通过药膳、药茶进行补肺，比如百合、党参、麦冬、黄芪、西洋参都具有不错的补气功效，尤其是西洋参茶，是我给肺气不足病人推荐最多、效果最好的茶方。

• 常吃西洋参，肺好少生病

中医认为，西洋参性凉味甘苦，归心、肺、肾经，具有补气养阴、清热生津等功效，经常服用西洋参茶，不仅会使气短乏力、咳嗽感冒、畏风自汗等肺气不足症状消失殆尽，而且会令人神清气爽，精神十足。这款茶的泡制方法也相当简单，取西洋参片3～6克，放入保温瓶中，以沸水适量冲泡，焖放15分钟即可代茶饮用。每天泡制的茶要当天饮完，最后将参渣也吃掉。

补肺健体三杯茶

◇1. 西百杏梗茶

【原料】西洋参2克，甜桔梗2克，干百合3克，甜杏仁3克。

【制法】用温水将西洋参泡软，切薄片，也可以直接购买西洋参片；将干百合、甜桔梗、甜杏仁去杂质、筛除尘土、洗净，沥干；将以上3味茶料研为粗末，与西洋参共同装入纱布袋中，扎紧口，放入茶杯中，以沸水适量冲泡，加盖浸泡20～30分钟。

【用法】慢慢饮用，也可分数次温饮。

【功效】清虚火、益肺阴、补肺气、生津止渴、宣肺、润肺止咳、静心安神。

【主治】咽干口渴、肺虚久咳、虚热烦倦、肺痨、失血、热病后余热未清、痰出不畅、虚烦惊悸等病症。

◇2. 鹿茸沙参茶

【原料】鹿茸片（或粉）2克，北沙参5克。

【制法】将鹿茸研成细粉；将北沙参洗净，放入茶杯中，以适量沸水冲泡，浸泡15分钟；待浸泡北沙参的药汁晾温后冲泡鹿茸粉。

【用法】晚饭后一次饮完，每日1剂。

【功效】补气血、壮元阳、益精髓、养阴清肺、祛痰止咳。

【主治】大病后元阳之气大损、虚劳羸瘦、精神倦乏、眩晕、耳鸣、腰膝酸痛、阳痿、滑精等症。

◇3. 圆根当归茶

【原料】桂圆肉3克，鲜芦根10克（干品6克），当归2克。

【制法】将桂圆、当归去杂质、洗净，并将当归打碎，一同放入纱布袋中，扎紧口；将芦根洗净，剪为0.5厘米长的小段；将以上茶料一起放入茶杯中，以沸水适量冲泡，加盖浸泡15分钟。

【用法】代茶频饮。

【功效】益心脾、补气血、安神、清咽止痛、润燥清肠、生津止渴等。

【主治】气血两虚、畏寒畏风、四肢不温、体弱无力等症。

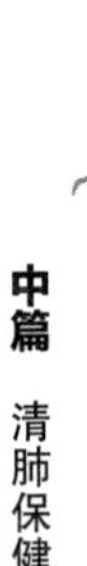

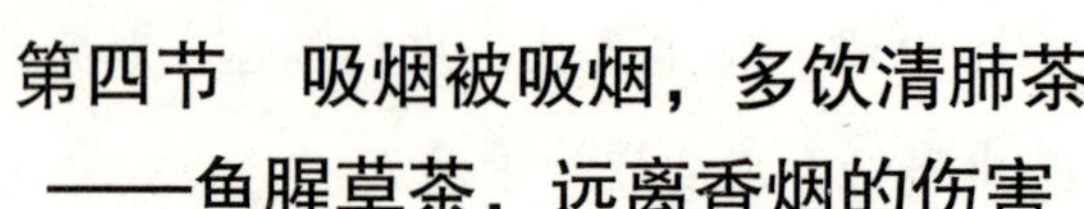

第四节 吸烟被吸烟，多饮清肺茶——鱼腥草茶，远离香烟的伤害

> 香烟是大家都非常熟悉的东西，而且抽烟已经成为当今社会的一种普遍现象。虽然很多公益广告都一再强调“吸烟有害健康”，可是我们身边认识的人，上至七八十岁的老头老太，下至二十几岁的年轻人，又有多少人不迷恋香烟的呢？如果套用一句网络流行语来说，那就是“香烟虐我千百遍，我却待它如初恋”。

大家知道香烟对我们身体的伤害究竟有多大吗？2000年的时候，法国进行了一场吸烟比赛，有一个人连续吸了43只香烟后当场死亡。吸烟等于自杀，我这样说并不是在吓唬大家，科学早已证明，香烟中含有大量尼古丁，这种物质毒性极强，它不仅会损伤我们的呼吸系统，而且会诱发肺癌、胃癌、食道癌等不治之症。

关于被吸烟的危害，我国卫生部在《2007年中国控制吸烟报告》中指出，中国有5.4亿人遭受到被动吸烟的危害，其中每年死于被动吸烟的人数超过10万人。这是因为二手烟中含有4000种物质，其中有40多种是与癌症有关的有毒物质。另外，世界卫生组织的报告表明，吸烟对人体的危害是多方面的，它可以导致哮喘、肺炎、肺癌、高血压、心脏病、生殖发育缺陷等多种病症，尤其对少年儿童的健康危害更为严重。

对于吸烟一族来说，最受伤的就是肺脏和气管。如果你身边有长期吸烟的人或者你本人就是烟民的话，你会发现这类人最显著的特点就是爱咳嗽，而且咳嗽时常伴有杂音，严重者给人一种把肺都咳出来的感觉，其实这正是一个人患慢性支气管炎的前兆。

烟瘾大的人大多都肺气虚，抵御寒邪的能力较差，稍一不留神就会感冒。另外长时间吸烟还会伤害脾胃，日积月累就会患上脾肺两虚证。所以，经常抽烟的人要做好清肺、补肺、健脾工作，比如平时可以用山药煲汤，也可以拿杏仁、莲子、粳米煮粥吃。这样一来不仅保养了脾胃，也有助于食物消化。

• 鱼腥草茶——让你远离香烟的伤害

要想减少烟毒对身体的伤害，除健脾胃之外还有另一件事情要做，那就是解烟毒。那么，大家有什么解烟毒的好法子呢？其实，中药中的鱼腥草就是对付烟毒的好东西，它不仅能够解烟毒，而且具有清肺热作用，很适合烟民们食用。

中医认为，鱼腥草性寒味辛，归肺经，具有清热解毒、消痈排脓、利水通淋等功效，还具有提高机体免疫力、抗菌、防辐射、抗肿瘤、抗炎等作用。据有关资料记载，第二次世界大战末，美国为迫使日本投降，1945年8月6日向日本广岛投掷了原子弹，一瞬间整个广岛被夷为平地，当地的百姓们深受其害。由于原子弹爆炸时产

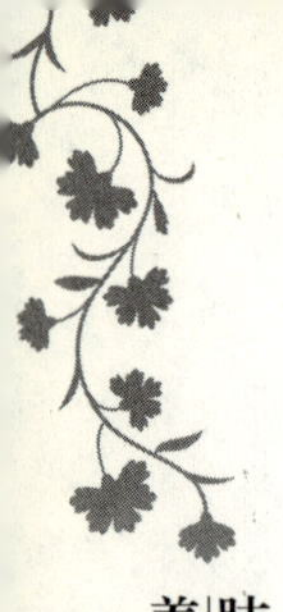

生了大量的放射性物质，导致当地居民出现恶心、呕吐、腹泻、发热、全身出血等症状。当时由于救护人员不足，很多人主动寻找民间疗法进行自救，其中有一些人服用了一种名为鱼腥草的中草药。服用鱼腥草的人中，有11个人幸运地活了下来。这些幸存者离爆炸点最近的只有700米，最远的是2500米。与服用鱼腥草自救的人相比，那些在当地医院接受正规治疗的人，大多在发病2周后治疗无效身亡。

一种看起来并不起眼的草药，竟然成了广岛难民们的"救命草"，让他们幸运地捡回一条性命。由此可见鱼腥草的抗毒、解毒效果非同一般。那么，经常吸烟的烟民如何用鱼腥草来清除身体中的烟毒呢？在这里我给大家介绍一种鱼腥草的茶疗法。首先准备新鲜鱼腥草15～30克，用水洗净、沥干；将它放入锅中，加入适量清水煮沸，煮好后去渣取汁，喝时加适量红糖进行调味。

另外，我要着重提醒大家一下，鱼腥草不宜长时间煎煮，在煮沸2分钟后就要马上关火，否则鱼腥草的药性将会受损。另外，煮过的鱼腥草不要倒掉，下次喝的时候接着加水煎煮。通常情况下，1剂鱼腥草可以煎煮3次，刚好是1天的用量。如果经常饮用鱼腥草茶，不仅可以解烟毒，而且对呼吸道感染、支气管炎、扁桃体炎、鼻炎、咳嗽等呼吸道病症具有明显治疗，另外鱼腥草还具有防肺癌功效。

解烟毒清肺三杯茶

◇1. 鱼腥草杏仁茶

【原料】桑叶2克，薄荷叶2克，甜杏仁4克，鱼腥草3克。

【制法】将鱼腥草、桑叶、薄荷叶去杂质；将杏仁去皮去尖；

将干净的桑叶、薄荷叶、杏仁研制成粗末，与鱼腥草共同装入纱布袋中，扎紧口；以沸水适量冲泡，浸泡15～20分钟。

【用法】代茶频饮。

【功效】清肺热、解烟毒和雾霾毒素、宣肺散寒、消炎化痰、防癌抗癌等。

【主治】呼吸道感染、支气管炎、扁桃体炎、肺癌等症。

◇2．**银牛杏茶**

【原料】金银花2克，甜桔梗2克，牛蒡子2克，甜杏仁3克，冰糖少许。

【制法】将金银花、牛蒡子、甜桔梗、甜杏仁去杂质、洗净、沥干；将以上4味茶料装入纱布袋中，扎紧口，放入茶杯，以沸水适量冲泡，浸泡25～30分钟。

【用法】代茶频饮。

【功效】清热解毒、化痰清咽、消肿止痛、宣肺止咳等。对空气、香烟的毒素具有极强的清除功能。

【主治】咽喉肿痛、咳嗽、鼻涕、咳痰黄粘、呼吸道感染等症。

◇3．**参杷桔梗茶**

【原料】北沙参5克，甜桔梗5克，蜜炙枇杷叶2克。

【制法】将以上茶料洗净、打碎；装入纱袋中，扎紧口；放入茶杯中，以沸水适量冲泡，加盖浸泡15分钟。

【用法】代茶频饮。

【功效】养阴清肺、祛痰止咳、宣肺理气、降逆气。长期饮用可有效清除积存在呼吸道中的烟毒以及空气中的有害物质。

【主治】干咳无痰、咽喉肿痛、胸闷、气管炎、呼吸道感染等症。

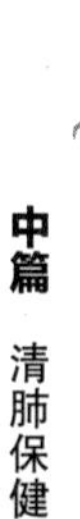

第五节 空气重污染，外出需谨慎
——金银花茶，户外人员的福音

记得小时候我们看天气预报，最关注的就是明天是不是有雨，因为雨天总是不大方便人们出行的。而现在的天气预报却多了一种叫“霾”的天气现象，甚至一些空气污染严重的城市，孩子们还会因为“霾”的出现而临时停课。这不得不说，空气污染已经严重影响了我们的正常生活。那么，应该如何对付空气污染对人体的伤害呢？今天就请给我们带来福音的吴教授为大家支招。

这几年，“雾霾”已经成了很多大城市的天气常态。那么，什么是雾霾呢？其实雾霾是一种空气风险很大的天气现象，所谓雾霾也就是我们通常所说的PM2.5污染物，一种对呼吸道危害极大的有毒物质。

难道有雾霾来袭，我们就任其伤害吗？当然不是。我们需要采用各种措施来“防霾”，比如在雾霾严重时少出门，少在人多车多的地方活动。另外，从中医的角度来说，雾霾为外感因素，属于

“热毒”中的一种，它会通过鼻腔、皮肤侵入人体，从而诱发鼻炎、咽炎、肺炎等呼吸道病症，最终伤及到我们的肺脏及其他脏器。

既然“雾霾”属于热毒，那就需要采取清热的法子来对付它，这正如中医上有句话说“热则清之”。那么，什么方法能够清除雾霾导致的“热毒”呢？最近研究发现，金银花能够有效排除吸入人体的PM2.5（细颗粒物）有毒物质，使我们的身体远离雾霾的伤害。

• 金银花茶，户外人员的福音

金银花是很多家庭的常备中药，比如有人患了咽炎、肺炎等病症，都喜欢用金银花泡茶喝。其实，金银花的作用并不仅仅是治疗呼吸道病症，它更是对付雾霾的有力武器。金银花，又被誉为“药铺小神仙”。中医认为，金银花性寒味甘，归肺、心、胃、大肠经，具有清热解毒、疏散风热等功效。现代药学研究发现，金银花中含有肌醇、黄酮类、皂苷及鞣质等物质，对痢疾杆菌、金黄色葡萄球菌、流感病毒等病原体具有极强的抑制作用。另外，金银花还能够促进淋巴细胞的转化，增强白细胞的吞噬功能，所以金银花还具有增强机体免疫力作用。比如，在2003年时“非典型肺炎”波及范围非常广，危害性也很大，当时金银花就是预防“非典”的首选推荐中药。由此可见，金银花“药铺小神仙”的称号并非是徒有虚名的。

那么，日常生活中我们如何来烹制金银花茶呢？其方法相当简单。你可以取金银花20克，洗净后放入锅中，加水煎汤，出门前喝

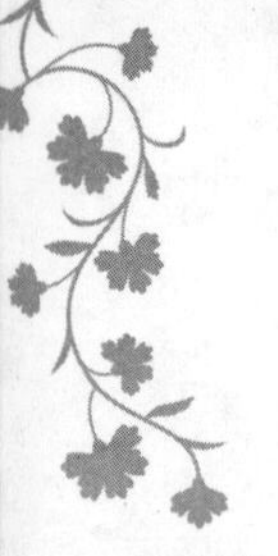

上一杯。每天喝一杯金银花茶，可以有效清除吸入身体中的有毒物质，使你的呼吸变得清新顺畅。另外，金银花还具有提高机体免疫力的功能，如果你的身体中存在细菌、病毒等有害物质，在你与它们对抗过程中，金银花也能助你一臂之力，帮你战胜邪气，维护身体健康。总之，你的食谱中多了金银花，就相当于多了一道强有力的"防火墙"。这样一来，雾霾对我们来说还有什么好惧怕的呢？

空气污染清肺三杯茶

◇1. 银花桑叶茶

【原料】金银花30克，桑叶30克，甜杏仁30克。

【制法】将桑叶洗净，剪碎，装入纱布袋中，扎紧口，备用；将甜杏仁放入水中浸泡片刻，与洗净的金银花一起放入沙锅中，放入桑叶袋；加水适量，先用大火煮沸，再以小火煎煮30分钟；待甜杏仁熟烂，去渣取汁。

【用法】代茶频饮，每日1剂，当日饮完。

【功效】祛风清肺、化痰止咳。

【主治】空气污染导致的肺炎、鼻炎、喉炎、支气管炎等呼吸道感染等症。

◇2. 玫瑰佛手茶

【原料】玫瑰花10克，佛手10克，厚朴10克，制半夏10克，苏梗10克，玄参20克，麦冬20克，生甘草6克，桔梗6克。

【制法】将以上茶料同放入砂锅，加水煎汤，去渣取汁。

【用法】代茶饮，慢咽慢饮。每日1剂，连续饮用1周。

【功效】清肺、清咽、消炎、化痰止咳、养阴润肺。

【主治】慢性咽炎、咽喉异物感、肝胆胃气痛、肺结核干咳咯血等症。

◇3. 金马芦青茶

【原料】金莲花3克，马齿苋3克，芦根4克（鲜品6～10克），西青果2克。

【制法】将金莲花、马齿苋、芦根去杂质、洗净、沥干，研成粗末备用；将西青果洗净、沥干、打破硬壳；将以上茶料共同装入纱布袋中，扎紧口，放入茶杯中，以沸水适量冲泡，浸泡20～30分钟。

【用法】代茶饮。

【功效】清热解毒、清肺。此茶方具有极强的清肺排毒功能，能够有效清除香烟、雾霾空气对人体呼吸系统的毒害。

【主治】扁桃体炎、咽喉肿痛、牙痛、便干、口疮等症。

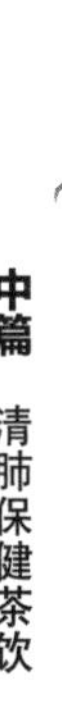

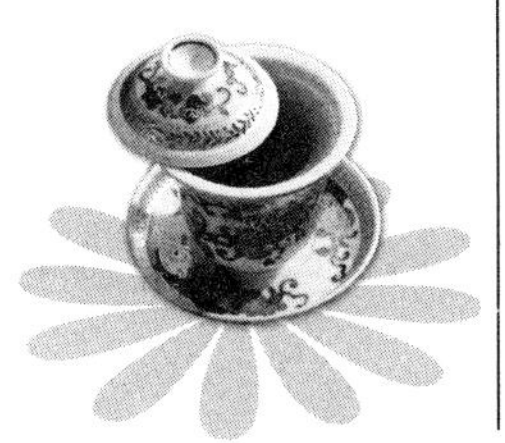

下篇

对症茶疗，肺安体健

第一章　常饮三杯茶，肺脏健康呼吸畅

第一节　金线莲茶不离口，告别呼吸道感染

这些天上下班的路上，我见戴口罩的人明显多了。天冷了，雾霾又持续不断，闹得人挺不舒服的，好多人都说喉咙干疼、干痒，严重的还会咳嗽、流涕、打喷嚏、发热。就这一类的病，我们去看医生的时候，除了药物治疗，大夫一般还建议多喝水。吴教授，这些应该都是呼吸道感染吧？那有没有什么茶可以预防或能够治疗呼吸道感染的呢？

对，这一类的症状一般就是呼吸道感染。呼吸道感染是一类很常见的疾病，通常在季节交替、气温变化大、空气干燥的时候多发，比如秋冬季节就是呼吸道感染的高发期，平时也很常见。

现在患呼吸道感染的人越来越多，雾霾也是一个非常重要的诱因。尤其是近些年，雾霾天气增多，有时一下子还会持续很多天，很多城市空气污染严重，导致空气质量变差。网上不是经常说嘛，

PM2.5浓度近千、雾霾爆表、各医院呼吸道类疾病患者扎堆，可见呼吸道感染有多普遍。

大环境咱们改变不了，那就得自身注意防范吧，因此很多人都有外出时戴口罩的习惯。这个习惯不错，但也有副作用，比如容易呼吸不畅。所以，我们要想不被呼吸道感染招惹，还得从日常生活的各方面注意，比如坚持锻炼身体啦、不熬夜避免劳累啦、饮食加强营养力求清淡啦，等等。那么，哪些饮食能够让我们告别呼吸道感染呢？在这里，我给各位推荐一款金线莲茶，这款茶对呼吸道有很好的保养作用，可以有效预防呼吸道感染。

• 山珍极品金线莲茶

金线莲是一味名贵的中草药，《中华本草》、《中药大辞典》等许多医学名著里都有关于它的记载。金线莲主要产于福建，通常生长在海拔比较高的原始深山老林里，是一种野生山珍极品，很是稀有。金线莲的主要功效是清热凉血、除湿解毒、生津养颜等，属于“药食同源”类药材，可以长期饮用。自古以来，当地老百姓就喜欢拿金线莲来治病，还把它叫做“药王”“金草”“神草”“鸟人参”等。

为什么金线莲又被叫做“鸟人参”呢？关于这个名字流传有一个神奇的传说，我今天就给大家分享一下。据说，很久以前，一个药农经常见有鸟类口衔金线莲飞来飞去，这位药农感到好奇呀，就追着鸟儿们观察，发现原来这些鸟是将这种药草喂给生病或受伤的同伴。药农就明白了，原来这就是它们鸟儿自我疗伤的良药呀，那不就是“鸟人参”嘛！后来，这位药农也尝试着用金线莲来给人

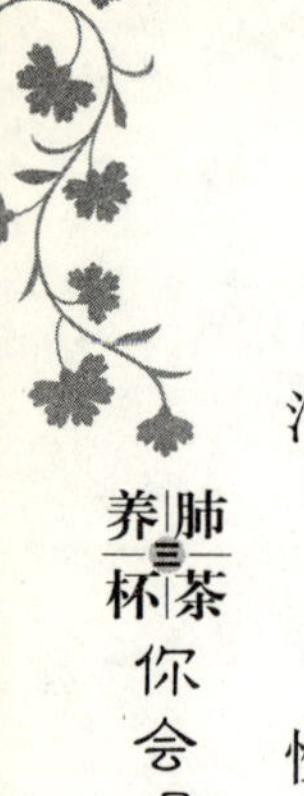
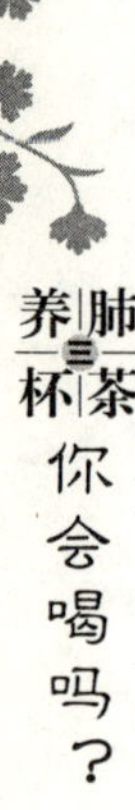

治病，结果比所有药草的治疗效果都要好，后来人们就称金线莲为“药王”或“神草”。

近年来，经有关部门测定发现，金线莲中氨基酸及抗衰老活性微量元素的含量均高于西洋参、冬虫夏草、铁皮石斛等传统名贵滋补养生中药材，具有显著的养生保健作用，所以金线莲又被称为“南方的冬虫夏草”。

• 调和五脏，治疗外寒内热

从中医的角度来讲，呼吸道感染属于外寒内热、内热炽盛，治疗和预防都要从清热解毒和抗感染入手，这也正是金线莲的主要功效。据中医医典记载，金线莲能入肾、心、肺三经，具有调和五脏、保肝护肝等功效，长期饮用能全面提高人体免疫力，增强人体对疾病的抵抗力。所以说，经常喝些金线莲茶，可以为我们的呼吸道提供很好的保护。

• 制作讲究，冲泡方便

金线莲茶的制作也很讲究。我们知道，福建是乌龙茶的故乡，金线莲茶也采用了乌龙茶的传统制作工艺，经过萎凋、揉捻、发酵、烘干等多道工艺制成，既具有乌龙茶的品质特征，但又不完全等同于乌龙茶。金线莲茶是一种可以随心泡饮的佳品，具有各种泡法，可以像乌龙茶一样泡饮，也可以像古代饮茶那样烹煮，还可以像茉莉花茶一样用玻璃器皿中冲泡……总之，金线莲茶不仅是养生保健茶中的佼佼者，而且冲泡方便，是天然的可口佳饮。

呼吸道感染三杯茶

◇1. 蒲公英大青叶茶

【原料】蒲公英30克，大青叶30克。

【制法】将蒲公英、大青叶洗净，同放入锅中，加适量清水煎汤，煎煮20分钟后去渣取汁。

【用法】代茶频饮。

【功效】清热解毒、消肿散结、清肺止咳等。

【主治】呼吸道感染，急性肺炎，痰热郁肺，咳痰黄稠等病症。

◇2. 双子蔊菜茶

【原料】蔊菜15克，苏子9克，萝卜子9克，甘草6克。

【制法】将以上4味茶料洗净，加水共煎汤，去渣取汁。

【用法】代茶频饮。

【功效】温中散寒、化痰止咳、消炎平喘。

【主治】急慢性气管炎、支气管炎、咳嗽气喘、痰多等呼吸道感染病症。

◇3. 清咽止痛茶

【原料】桔梗12克，金银花15克，甘草12克，薄荷5克。

【制法】将以上茶料洗净，共加水煎汤，去渣取汁。

【用法】代茶频饮，每日1剂，连续服用3～5天。

【功效】清热利咽、解毒止痛等。

【主治】急慢性咽炎、扁桃体炎、上呼吸道感染引起的咽红咽痛等。

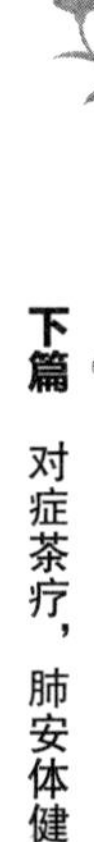

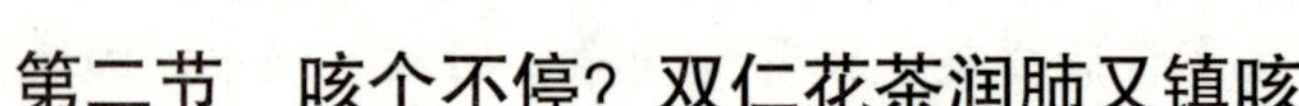

第二节　咳个不停？双仁花茶润肺又镇咳

吴教授，不知道您有没有看过《甄嬛传》这部电视剧，其中里面有一个情节是，安陵容心灰意冷后就吃苦杏仁自杀了。这应该是说苦杏仁有毒吧？但是我见许多润肺镇咳的药方里都有杏仁，还有人拿杏仁泡茶喝，不会有啥危险吧？

说起杏这个话题，这让我想起小时候听过的一个歌谣："桃养人，杏伤人，李子树下埋死人。"相信很多人都听说过这句话，正因此，我们对杏那真是又爱又怕，很多时候想吃又不敢吃。那么，杏以及杏仁到底能不能吃，事实的真相究竟是怎样的呢？

关于杏，《本草纲目》中说，（核仁）甘、苦，温，冷利，有小毒，具有止咳平喘、润肠通便等功效。杏是我国的特产，种植历史很悠久了，所以杏仁的药用和食用也很广泛。通常来说，杏仁分为两种，苦杏仁和甜杏仁。甜杏仁产于南方，所以又叫南杏仁，它没有毒性，我们平时吃的都是甜杏仁。苦杏仁产于北方，又叫北杏仁，它确实有毒，但毒性不大，是常用的中药材。虽说电视剧中吃苦杏仁自杀的情节有些夸大其词了，但苦杏仁的确不能乱吃，在临床治疗中也确实有因为一次性食用过多苦杏仁而中毒的病例。苦杏仁的毒性主要在外皮和杏仁的尖部，入药时是要去掉的。另外，苦杏仁入药还需要控制剂量，一般要限制在9克之内，这样一来就不会引起中毒了。

• 甜杏仁和苦杏仁可以治疗、缓解不同类型的咳嗽

甜杏仁我们通常都是拿它当零食来吃的，不过甜杏仁也有润肺止咳的作用，能够有效缓解干咳无痰、肺虚久咳等病症。

苦杏仁之所以成为一种药材，是因为它虽有苦味、有微毒，但它性温，具有润肺定喘、宣肺止咳、润肠通便等作用，特别是对于因伤风感冒引起的多痰、咳嗽、气喘，疗效很好。

苦杏仁的入药用途很是广泛，《本草纲目》上讲，杏仁主要入肺经，具有疏利开通之性，可以理肺、润肺。如果将苦杏仁和不同的中药搭配，可以治疗不同的咳嗽病症。比如搭配麻黄和甘草可以治疗风寒咳嗽；搭配桑叶、菊花可以治疗风热咳嗽。

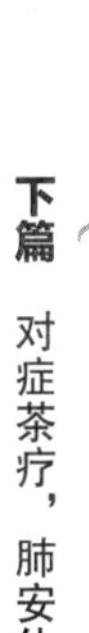

• 双仁煎茶，润肺镇咳

除了杏仁，桃仁也有很好的镇咳作用。所以，在治疗咳嗽时，我经常推荐病人用杏仁和桃仁一起泡茶喝。这款双仁茶的制作方法非常简单，就是取5克苦杏仁，3克桃仁，放到一大杯水里，烧开再煮沸几分钟，用这个水浸泡就可以了。如果症状比较严重，还可以用一种稍麻烦点的方法，就是用15克黑灵芝切片和15克核桃仁，再

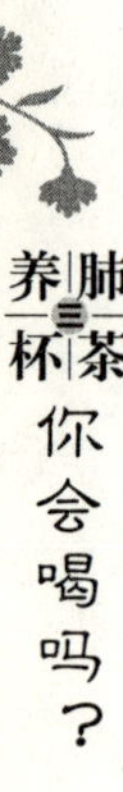

加上苦杏仁和甜杏仁各10克，加冰糖和4碗清水，像煎中药那样，把水煮得只剩一碗，每天早上喝，连服3～5天，对痰多咳嗽、肾虚哮喘，以及小儿久咳有不错的疗效。

在这里，我提醒大家一下，在用苦杏仁煎茶时，最好提前将杏仁在水中浸泡，如果带有果皮和仁尖，要注意去除，水烧开后要再煮沸一会儿，以减少苦杏仁中的有害物质。另外，产妇和糖尿病患者不适合食用过多的杏仁。

润肺止咳三杯茶

◇1. 白木槿花茶

【原料】白木槿花10克，冰糖适量。

【制法】将白木槿花洗净，以水煎汤，加入适量冰糖。

【用法】代茶频饮，每日1剂。

【功效】润肺止咳。

【主治】干咳、燥咳等症。

◇2. 椒姜萝卜茶

【原料】萝卜1个，白胡椒5粒，生姜3片，陈皮1片。

【制法】将萝卜洗净、切片，与其他3味茶料加水共同煎汤，去渣取汁。

【用法】代茶饮，分两次饮完。

【功效】止咳化痰、消食下气。

【主治】咳嗽、痰多等症。

◇3. 玉米须橘皮茶

【原料】玉米须、橘皮适量。

【制法】将以上2味茶料洗净，加水煎煮，去渣取汁。

【用法】代茶饮，每日2次。

【功效】化痰、止咳。

【主治】风寒咳嗽、多痰。

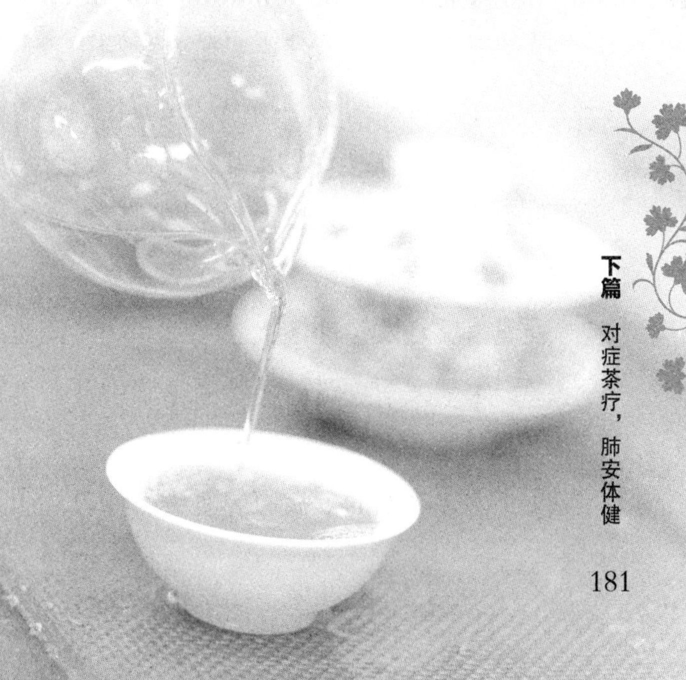

第三节　款冬花茶止哮喘，轻松呼吸每一天

前几天看电视，新闻上说自入冬以来，医院里就诊的哮喘病人增多，住院部的床位都紧张啦。还说最近会有寒流过来，气温要下降不少，提醒大家多注意保暖，特别是哮喘病患者，要谨防复发等等。吴教授，我想向您请教一下，哮喘病究竟与什么因素有关？怎么样才能够根治它呢？

说起哮喘这个病呀，可能年轻人很少体会到。如果家里有患哮喘的老年人，或者你本身就是哮喘患者，就很容易感受到哮喘究竟有多痛苦了。那么哮喘病究竟与什么有关？通常支气管哮喘多见于中老年人，不过有些儿童、青年人也会患哮喘。另外，哮喘的发作与季节有明显关系，比如，冬季天气寒冷时哮喘的发病率较高，也有春秋季节和夏季反复发作的。哮喘是一种常见的肺部疾病，一般表现为反复发作性咳嗽、喘鸣和呼吸困难等，诱发哮喘的原因有很多，天气突变、过敏、呼吸道感染等，这需要临床医生具体区分、诊治。

由于哮喘的发病原因复杂，并且和患者的体质、生活环境以及

生活习惯等许多因素有关，所以目前还没有发现能够根除哮喘的治疗方法。但这也并不是说我们对哮喘束手无策，比如，哮喘患者平时可以加强身体锻炼，每天开窗通风保持室内空气清洁，尽可能远离那些容易诱发哮喘的过敏原等。除此之外，哮喘病人还可以用花草茶疗的方法来进行身体调养，比如款冬花茶就是一款具有定喘效果的养生茶，建议患哮喘的病人尝试一下。

大家对“款冬花”可能比较陌生，但“蜜炼川贝枇杷膏”应该很多人都吃过，止咳平喘效果挺好。其实，如果大家留意看一下它的成分，就会发现里面就有“款冬花”。

款冬花是一种常见的中药材，中医认为它可入肺经，具有润肺下气、止咳化痰等功效，可治疗寒邪袭肺而引起的咳嗽、哮喘。很多人，尤其是北方的朋友，应该都见过它，只是不认识罢了。严冬季节，万木萧条，但是田间地头、河畔沙地，还经常能见到开着一种金黄的、像菊花一样的小花，那就是款冬花。款冬的“款”就是到或至的意思，也就是说这种植物冬天开花。这种不畏严寒的特性本身就很神奇吧？也许正因为这种原因吧，款冬常被用来治疗冬天发病最多的哮喘咳嗽。中医用款冬花一般要经过蜜炙，称作“蜜冬花”或“炙冬花”，这是因为经过蜜炙后，能够增强款冬花的止咳平喘功效。

• 款冬冰糖茶，简单易操作效果好

款冬花的用法有很多种，不过最简单的方法就是拿款冬花泡茶喝。这款茶的具体泡制方法是，取10克左右的款冬花，再加上15克

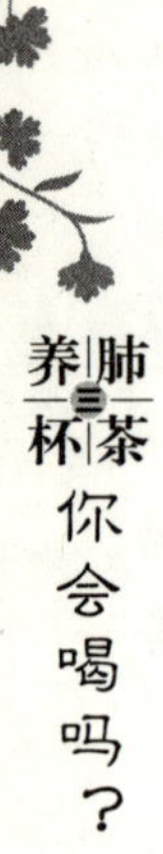

左右的冰糖，用沸水冲泡，加盖闷10分钟即可饮用。这款茶中之所以要加入冰糖，是因为冰糖性平，入肺经，具有很好的润肺和养阴生津功效，民间很多治疗咳嗽的验方都会加入冰糖，而且冰糖味甘甜，可以起到调味的作用。虽然这个茶方很简单，但对预防和治疗哮喘有很好的作用，如果能坚持长期服用，效果会更好。

除款冬冰糖茶之外，款冬花也可以和绿茶、花茶等一起冲泡。方法也很简单，就是取款冬花和普通茶叶各6克左右，像平时泡茶一样冲泡就可以了。至于搭配哪种茶叶，可以根据自己的口味选择，同样具有化痰、止咳、平喘的作用。

止咳定喘三杯茶

◇1. 久喘胡桃茶

【原料】胡桃肉30克，雨前茶15克，炼蜜适量。

【制法】与炼蜜共制成丸食用。另外也将以上2味茶料研成末，加水共同煎汁，煎沸15分钟后去渣取汁，加入炼蜜调匀。

【用法】不拘时温饮，每日1剂。

【功效】润肺、平喘、止咳。

【主治】久喘、口干等症。

◇2. 经霜桑叶茶

【原料】经霜桑叶30克。

【制法】将桑叶去杂质，洗净；以500～1000毫升水煎煮桑叶10～15分钟，去渣取汁。

【用法】代茶温饮，每日1剂。

【功效】祛风平喘、止咳化痰。

【主治】风热痰喘、咽喉疼痛、咳嗽咳痰等症。

◇3. 芍药甘草茶

【原料】白芍药30克，甘草15克。

【制法】将以上2味茶料去杂质、洗净，共同研为细末；每次取药末30克，以100～150毫升沸水冲泡，去渣取汁饮用。另外，也可以将药末加水煎煮3～5分钟。

【用法】代茶温饮。

【功效】解痉平喘。

【主治】哮喘、胃肠痉挛、胃炎、消化性溃疡疼痛等症。

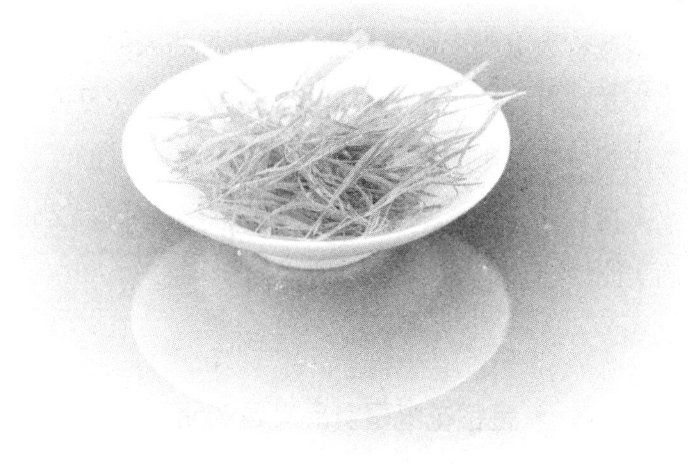

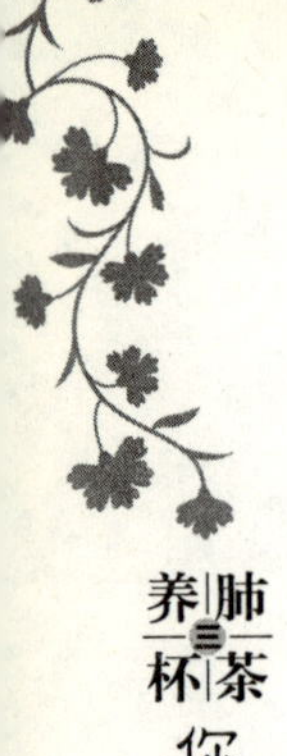

第四节 不打针不吃药，双花薄荷茶治感冒

周末去逛了逛花卉市场，想买两盆花养着玩。其中一种花比较好玩，开的花有白的和黄的两种颜色，花店老板说这是金银花，是一种中药，泡水喝可以治感冒。吴教授，这种金银花真的这么好吗？如果真能治感冒的话，我就多买几盆放在家里，感冒的时候就不用去药店买药了！

说起金银花，大家都不应该陌生。也许有些人像你一样，根本没有见过金银花这种植物，但是“金银花口服液”“复方金银花颗粒”大家总应该听说过吧，这是清热解毒、治疗感冒的常用药。这样一说，大家应该明白了，那位花店老板没有忽悠你，金银花泡水当茶喝，确实能治感冒。

• 金银花既是食品又是药品

金银花一名出自《本草纲目》一书，它最早的名字是忍冬花。由于这种花在初开花时为白色，一般第二天会变成黄色，所以一棵植株上会有白、黄两种颜色的花，因此得名金银花，也叫做“双花”。金银花的生命力很强，在很多地方都有种植，它的花里面含有丰富的药效成分，既可以食用也可以药用，长期食用没有毒副作用，所以金银花的用途比较广泛。

• 金银花可清热解毒、宣散风热

从中医的角度来说，金银花性寒，入肺、心、胃经，具有清热解毒、抗炎等功效，能宣散风热，清解血毒，治疗感冒和咽喉肿痛的中成药里很多都有它。咱们刚才说的那两种中成药就不用再说了，直接就是用金银花来命名的，另外大家比较熟悉的“银翘解毒片”“银黄片”“银黄注射液”等，其主要成分也都是金银花。还有，我们平时喝的各种凉茶、吃的龟苓膏等降火食物中，也含有金银花。

说了这么多，其实说的还是金银花能治疗感冒的话题。不过，像你说的在家里种上一棵金银花采花喝茶，恐怕是不够的。最有效的办法就是去药店买烘干或者晒干的金银花，然后每天拿金银花泡茶喝就可以了。那么，金银花如何泡茶更有效呢？我在这里给大家提供一个专门预防治疗感冒的茶方——双花薄荷茶。

• 双花薄荷茶治感冒

金银花可以单独冲泡或者煎煮，当然，还可以和菊花、薄荷、甘草等搭配在一起泡茶，这样泡出来的茶效果会更好。比如你可以

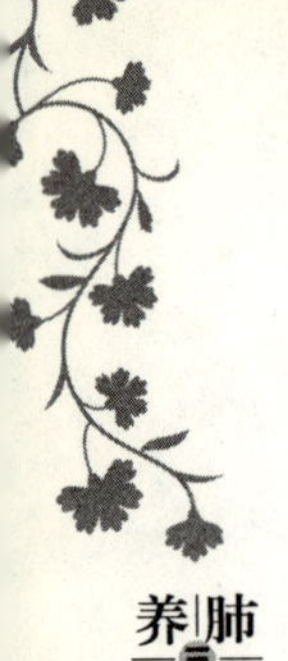

用金银花15克，甘草3克，加水煎煮，最后放入薄荷5克；还可以用菊花、金银花各10克，加水煎煮10分钟，最后放入薄荷5克。用这两种方法煮好后都可以直接当茶饮用，要是想讲究点儿呢，还可以滤渣取汁，加入蜂蜜或者冰糖，一来可以增强润肺效果，二来可以调味。

不过，饮用金银花茶需要注意用量，因为金银花性寒，过量饮用会导致消化不良。另外，容易发烧、失眠的人，孕妇、幼儿以及女性在生理期时，也不宜饮用。

防治感冒三杯茶

◇1. 双皮瓜叶茶

【原料】西瓜皮100克，梨皮适量，鲜丝瓜叶10片，冰糖适量。

【制法】将西瓜皮、梨皮、丝瓜叶洗净，与冰糖同放入锅中，加水煎煮，去渣取汁。

【用法】代茶频饮。

【功效】清热解暑、止渴除烦、化痰止咳。

【主治】夏季外感发热。

◇2. 红糖乌梅茶

【原料】乌梅4枚，红糖适量。

【制法】将以上2味茶料加水共同煎汤。

【用法】代茶饮，分两次饮完。

【功效】发汗退热、解表散热等。

【主治】伤风感冒、发热、畏寒。

◇3. **菊枯茶**

【原料】野菊花15克，夏枯草15克。

【制法】将野菊花、夏枯草洗净，揉碎，加水煎汤。

【用法】代茶频饮，每日1剂，连服3～5天。

【功效】清热解毒。

【主治】流行性感冒。

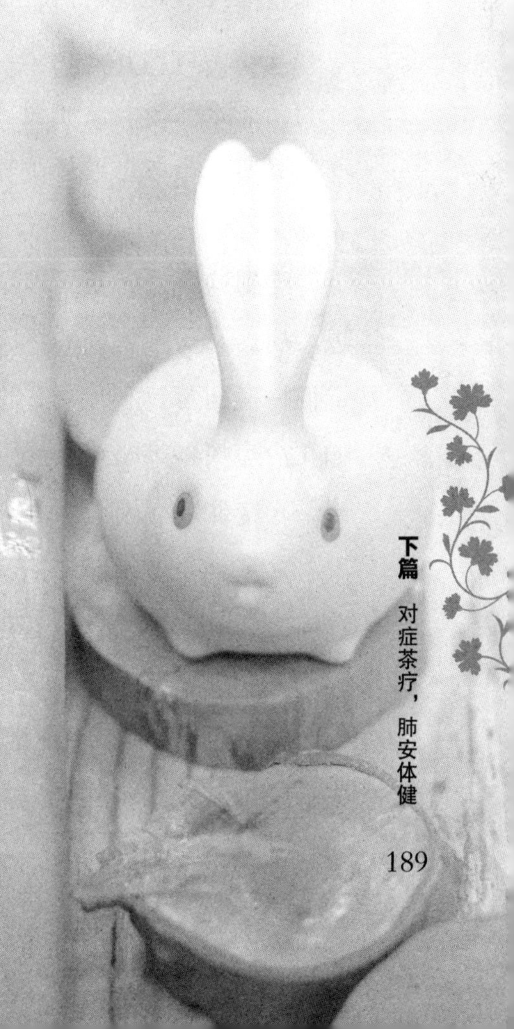

第五节　痰多难咯，川贝雪梨茶止咳保肺

吴教授，最近我向您请教的都是和呼吸道疾病有关的问题。今天我还想问问，咳嗽是不是也分不同的类型呀？去年我咳了很长时间，并且痰比较多，还很黏稠，很难咳出来，总觉得有什么堵着，真难受。这属于什么类型的咳嗽，有没有什么茶饮可以治疗，最好是可以治病又味道不错的茶哟！

听到这番话，我可以猜出提问是一个从小怕吃药的女孩子。既想治病，又受不了药的苦味，想必这样的朋友也不在少数吧。俗话常说，良药苦口利于病，不过也并不是所有的良药都是苦口的，比如在治疗痰多难咯这一病症中，就有一个很经典的方子——川贝雪梨茶，这款茶不仅喝起来味道好，而且治病效果也不错。

• 咳嗽分类型，治病要对症

要想治好咳嗽，关键就要做到对症下药，所以我在这里就要先说一说咳嗽的不同类型。按照咳嗽的病因和症状来划分，中医将咳嗽分为寒咳、热咳、燥咳等不同性质的咳嗽，不同类型的咳嗽在用药和食疗上自然也不一样。比如痰多黏稠、不容易咳出的咳嗽，就属于燥热咳嗽，通常情况下这种咳嗽会伴有喉咙干涩、疼痛等症状，咳嗽剧烈的时候还会引起胸部疼痛，病人非常痛苦。而寒性咳嗽的特点是痰白而稀，一般早上起床时和晚上咳嗽比较严重，同时会伴随鼻塞、流清鼻涕等症状。在治疗燥热咳嗽时，首要任务就是清热、润肺、化痰，而在治疗风寒咳嗽时，需要解表散寒、发汗退热。

• 川贝雪梨茶，治疗燥热咳嗽

咱们刚才说了，治疗燥热咳嗽有一个很经典的方子——川贝雪梨茶。这个药膳茶方在民间流传很广，很多人都曾经用过。

川贝又叫川贝母，在中药店就能买到。从中医上讲，川贝入肺经、心经，性微寒，有止咳化痰、润肺散结、清肺热、养肺阴、宣肺等功效，是一味治疗久咳痰喘的良药；雪梨味甘，入肺经，性凉，有生津润燥、清热化痰的功效。所以经常饮用川贝雪梨茶，具有润肺清热、化痰止咳等作用。那么，川贝雪梨茶如何烹制呢？这款茶的制作方法并不复杂。首先准备一大个的雪梨，去皮去核切成小块，放到炖盅或者碗里，然后放10克川贝、适量冰糖和水，隔水炖煮。最好炖的时间长一些，半个小时到一个小时吧，就可以吃了。这个茶方大人小孩都可以用，如果小孩子嫌川贝的味道苦，可以不吃，但汤一定要喝。还有，川贝要压碎后再放入，这样止咳化痰的效果会更大。

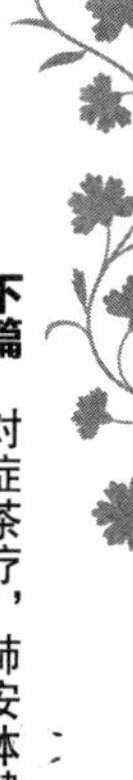

除上面的烹制方法外，还有一种比较精细的做法，就是先将川贝研成粉末，雪梨洗净后从梨蒂切下一小块当盖子，把梨子的核挖掉，把川贝粉倒进挖的洞里，再把盖子盖上，用牙签扎住固定，下面的步骤就和上一种方法一样了，放到炖盅或者碗里，加水加冰糖隔水炖，也是最好炖时间长些。

我在这里提醒大家，这个茶方仅可用于燥热咳嗽，对于寒性咳嗽的病人并不适用。如果寒性咳嗽喝了川贝雪梨茶，不仅病症不见好转，还有可能会出现咽痒加重、咳嗽加剧、痰液增多等情况。不过，对于寒性咳嗽病人来说，生姜红糖茶是不错的茶疗方法。

化痰止咳三杯茶

◇1. 一味陈皮茶

【原料】陈皮10克。

【制法】将陈皮切成细丝，放入茶杯中，以沸水冲泡。

【用法】代茶频饮。

【功效】行气化痰、理脾和胃。

【主治】咳嗽气喘、痰粘稠难以咳出、慢性支气管炎、胸闷胀痛等症。

◇2. 三子化痰茶

【原料】紫苏子3克，白芥子3克，萝卜子3克。

【制法】将以上3味茶料洗净，微炒，捣碎，装入纱布袋中，放入锅中，加水煎汤。

【用法】代茶频饮。

【功效】消食化痰、降气畅膈。

【主治】痰湿蕴阻、咳嗽频作、痰多质粘、体倦无力、便溏等症。

◇**3. 丝瓜蜂蜜茶**

【原料】丝瓜花10克，蜂蜜适量。

【制法】将丝瓜花洗净，放入水杯中，以沸水冲泡，加盖浸泡10分钟，加入适量蜂蜜饮用。

【用法】代茶频饮，每日1～2剂。

【功效】清热润肺、化痰止咳。

【主治】肺热喘咳、痰黄黏滞不爽。

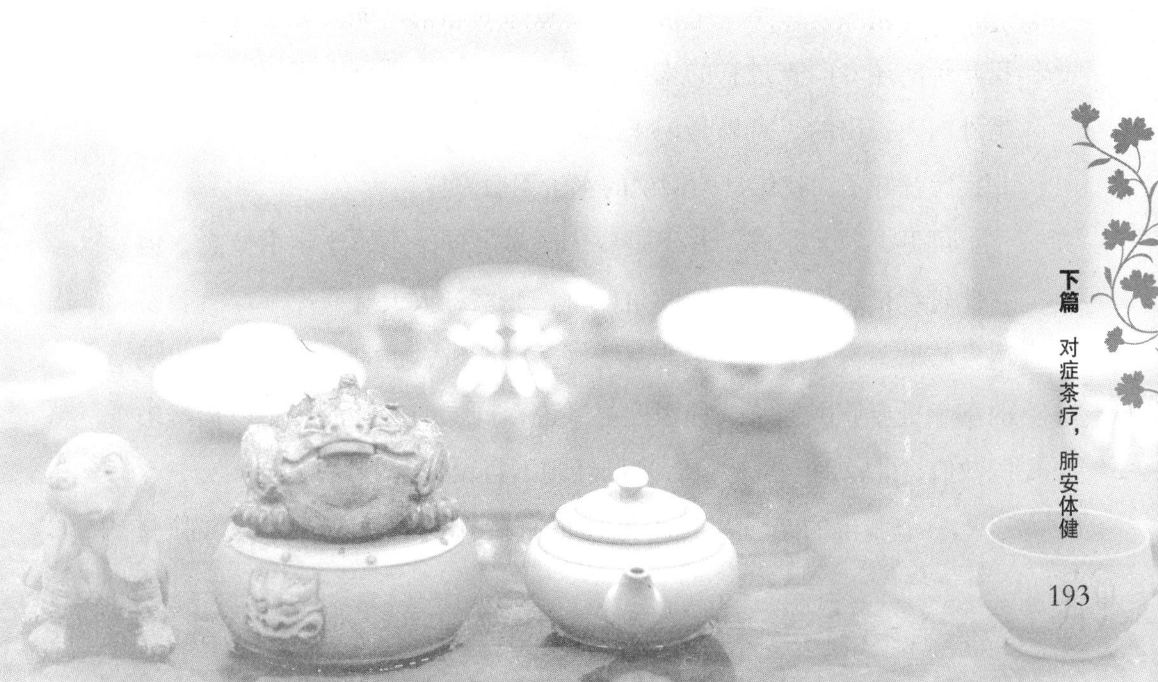

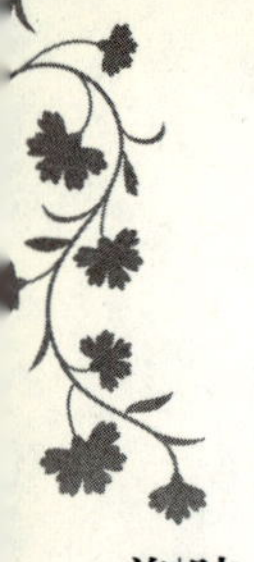

第六节　妙用灵芝泡茶，不再惧怕北京咳

最近几年，北方地区包括首都北京空气污染比较严重，导致很多人咳嗽不止。关于这一现象，网上有各种调侃，还出现了“北京咳”这个新词。吴教授，所谓的“北京咳”是不是指因空气质量差引起的咳嗽呢？在无法摆脱大环境的情况下，可不可以饮用什么茶来缓解呢？

“北京咳”，是一个带有玩笑意味的舶来之词。关于这个词，我几年前还专门查过它的来历。这个词大概出现有十多年了，最初是外国人提出的，意思是说来到北京后开始嗓子干痒、咳嗽，离开北京后就好了，就像是咱们说的水土不服一样。

可见，“北京咳”并不是一个医学名词，不属于学术概念，但它比较有代表性。从气候的角度讲，北京冬天天气寒冷干燥，容易诱发咳嗽，再加上这些年北京空气污染严重，也是“北京咳”出现的一个重要原因。从某种程度上来说，这词的广泛流传足以提醒中国政府，北京的空气质量管理已经刻不容缓了。

一个城市的空气质量不好，最直接损伤的就是人们的“肺”

了。中医一再强调“肺为娇脏”，意思是说肺脏是很娇气的。然而现实生活中，大环境我们是摆脱不了的，也难以指望空气质量一时半会儿能有多大的改变。面对这种情况，发牢骚没用，骂娘也没有用，还是得靠自己想办法保护自己。比如加强身体锻炼了，保持生活环境清洁卫生了，这些都属于常识问题，我就不在这里啰嗦了。今天我们就从中医的角度聊聊什么茶饮具有清肺宣肺、止咳化痰作用，可以预防“北京咳”的发生。

中药花草中具有清肺、止咳功能的药材很多，不过我今天首选给大家推荐的是灵芝。

灵芝这种药材大家都不陌生，很多民间故事里都有关于灵芝的讲述。比如在《白蛇传》中，白娘子为了救许仙冒死盗仙草，这个仙草就是灵芝。当然，现在大家都明白了，灵芝其实属于一种大型真菌类，没有传说中可以起死回生之类的那样神奇，不过灵芝的清肺、宣肺功效还是不容小觑的。

• 灵芝甘平无毒，强身健体

灵芝入药至少有2000年的历史了，《中药大辞典》里面，灵芝的主治范围是“治虚劳，咳嗽，气喘，失眠，消化不良”，中医药学古籍也说灵芝“甘平无毒”。在中医里面，说某种药材“性甘”，意思就是指这种药材具有滋补作用。现代医学也发现，灵芝可以提高人体免疫力，还有明显的强身健体作用，而且没有副作用。

我身边有很多用灵芝调养身体成功的例子。比如，我认识一个“老慢支”病人，晚上睡觉时经常把自己咳醒，甚至隔壁房间儿子

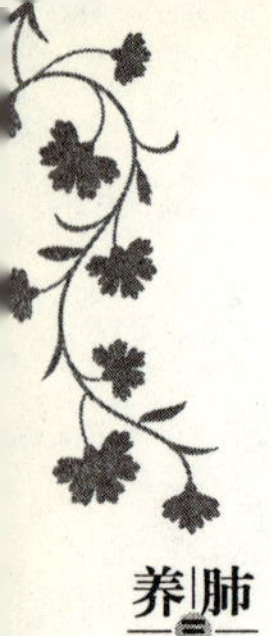

也会因为他的咳嗽睡不好觉。我就建议他去药店买一些灵芝回来，然后坚持每天用灵芝泡茶喝。就这样喝了大概一个多月的时间，病人的咳嗽症状明显好转，不仅睡眠好了，体质也强健了很多，不像原来那样怕冷动不动就着凉感冒了。

• 灵芝煎茶，要反复煎煮

灵芝茶的做法也很简单，可以像泡茶一样用沸水冲泡。但一般认为冲泡不能让灵芝的药效完全发挥出来，最好还是像煎中药那样煎制。再说了，灵芝属于珍贵药材，尤其是野生灵芝的价格还是比较贵的，所以我们要充分利用灵芝的药用价值。比如，在煎煮之前先将灵芝撕成小块或切碎，这样有利于灵芝药效的发挥。另外，在煎煮时可以多煎几遍，直到煎出的汁液无色无味了为止。

至于灵芝的用量，一周按40克就差不多了。你可以把40克灵芝弄碎，分成7份，每天拿1份煎水，多煎几遍，然后把每次煎出的汁液混合在一起，在一天里分多次喝完。如果嫌灵芝味道不是很好，可以放点红枣或冰糖调味。有些人喝什么茶总想喝出个花样来，如果这样的话，可以用灵芝7克、银耳10克加适量冰糖一起煎煮，效果也很好。最后，我再提醒在座的各位朋友一句，这款茶方不仅适合大人也适合儿童，尤其对小孩呼吸道反复感染治疗效果明显。

北京咳三杯茶

◇1. 玄麦桔甘茶

【原料】玄参4.5克，麦冬4.5克，桔梗3克，生甘草1.5克。

【制法】将以上4味茶料共同研制成末，以沸水适量冲泡。

【用法】代茶频饮，每日1剂。

【功效】润肺生津、止咳化痰等。

【主治】肺阴虚引起的干咳无痰、喉痒、口渴咽干等。

◇2. 百合枇杷茶

【原料】鲜百合30克，去核枇杷30克，鲜藕30克，红糖适量。

【制法】将鲜藕洗净，切成片，与百合、枇杷共放入锅中，加水煎煮，去渣取汁，加入适量红糖。

【用法】代茶频饮。

【功效】清热、润肺、止咳。

【主治】燥热伤肺之干咳、喉痒等症，尤其对北京咳疗效明显。

◇3. 青果甘杏茶

【原料】青果10克，前胡10克，百部10克，甜杏仁10克，甘草10克，桔梗10克，蒲公英15克，蚤休15克，安南子4枚。

【制法】将以上所有茶料放在一起，共同煎汤取汁。

【用法】代茶饮，每日1剂，分2次饮完，3～7日为一个疗程。

【功效】清热化痰、润肺止咳。

【主治】以喉痒、干咳为典型症状的北京咳。

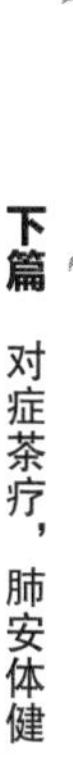

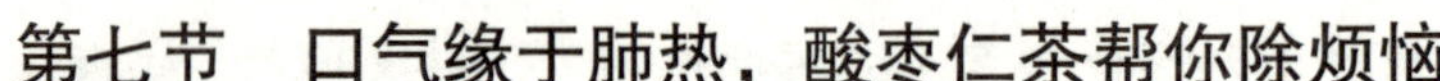

第七节　口气缘于肺热，酸枣仁茶帮你除烦恼

前几天坐地铁上班，车上人挺多的。紧挨着我的一个美女长得赏心悦目的，可惜她后来接电话，一说话一股口气。旁边的人纷纷躲，有的还掩住了鼻子，我看那位美女也显得很尴尬。说真的，我都替她惋惜，挺漂亮的一个女孩子，偏偏有这么个毛病。吴教授，能不能给大家讲讲口气是怎么形成的，有没有什么好办法能够清除口气呢？

听到巧遇“口气”美女的故事，这让我想起了有“四大美女”之称的杨玉环。我们都知道杨玉环最爱吃的水果是“荔枝”，而且著名诗人杜牧还留下了“一骑红尘妃子笑，无人知是荔枝来”的经典名句。

那么，有没有人知道杨玉环为什么如此挚爱荔枝呢？据古籍记载，杨玉环虽然有着“回眸一笑百媚生，六宫粉黛无颜色”的美丽容貌，但也有一个致命的缺陷——口臭，也就是我们常说的口气。后来，杨玉环苦苦寻觅，终于觅得一个民间治口臭的秘方，那就是每天吃荔枝。从此以后，她的餐桌上永远少不了荔枝这种水果。

话题回到现实生活中来，我们再看看口臭对一个人的影响。口臭虽然算不上什么致命的大毛病，但却严重影响着一个人的正常社交，更容易使人产生自卑感。从这个角度来说，口臭是一种不容忽视的疾病。那么，口臭是如何形成的呢？医学研究发现，口臭形成的原因有多种，比如吸烟、龋齿、牙周炎、扁桃体炎、鼻炎等病症都可能会诱发口臭，不过在诸多因素中肺热是出现口臭的最常见原因。中医将肺热分为两种：即痰湿型和虚热型，口臭一般是由虚热型肺热引起的。

在患有口臭的人中，有些人的口臭比较明显，自己就可以觉察到，医学上称为“自觉性口臭”；有些人自己没啥感觉，但别人能觉察到，这叫“他觉性口臭”。判断自己是否有口臭的方法很简单，你可以把双手合拢，罩住口鼻，深呵一口气，然后闻一闻；或者对着自己的手腕呵气，然后闻一闻。这样即使是有轻微的口气也能及时发现。另外，判断一个人口臭是不是因肺热引起的也很简单，通常来说肺热口臭会伴有鼻干、干咳、大便干结等症状，中医称为肺阴虚。

酸枣仁茶可有效去除口气

治疗肺热引起的口臭，需要从清肺润肺入手，否则就是治标不治本。在治疗过程中，有人发现酸枣仁汤具有清热、润肺功效，而且是治疗肺热口臭的良方。那么，酸枣仁茶是如何制作的呢？在烹制这款茶汤时，除酸枣仁外，还需要搭配一些其他材料。其具体制作方法是，取炒制后的酸枣仁15克，甘草3克，茯神、知母和川芎各

6克，加大概6升的水，像煎中药一样煎煮，煮到水剩下一半就可以了。这是一天的量，分三次喝，如果凉了喝前需要再加温一下。除上面的方法外，还有一个简单些的方法，就是直接将磨碎的酸枣仁15克放到杯子里，然后用沸水冲，加盖浸泡10～20分钟，饮用时可以加适量冰糖进行调味，效果也很好。

酸枣仁入药的历史悠久，我国现在最早的一部药书《神农本草经》和明代李时珍的《本草纲目》都对酸枣仁的药用有所记载。现代医学也发现，酸枣仁中含有生物碱、多种氨基酸和金属元素等成分，可以治疗虚烦不眠、体虚自汗、咽干口燥等病症，这些功效就可以从源头上治疗肺热引起的口臭。

清除口气三杯茶

◇1. 桂花除臭茶

【原料】桂花3克，红茶1克。

【制法】将桂花煎汤，煮沸后加入红茶，煮开后去渣取汁。

【用法】代茶频饮，少量多次，每日1剂。

【功效】芳香辟秽、解毒除臭。

【主治】口臭、牙痛等。

◇2. 薄荷甘草茶

【原料】薄荷6克，炙甘草2克。

【制法】将以上2味茶料洗净，以沸水冲泡。

【用法】代茶频饮，每日4～5次。

【功效】辛凉解表、发散风寒。

【主治】口臭、感冒初期、腹胀气滞等病症。

◇3. 银花柿霜茶

【原料】金银花10克，柿霜10克。

【制法】将金银花洗净，加水煎汤；去渣取汁，兑入柿霜即可。

【用法】代茶频饮。

【功效】清热解毒、消炎止痛。

【主治】口中热臭、牙龈破溃流脓、口舌溃疡等。

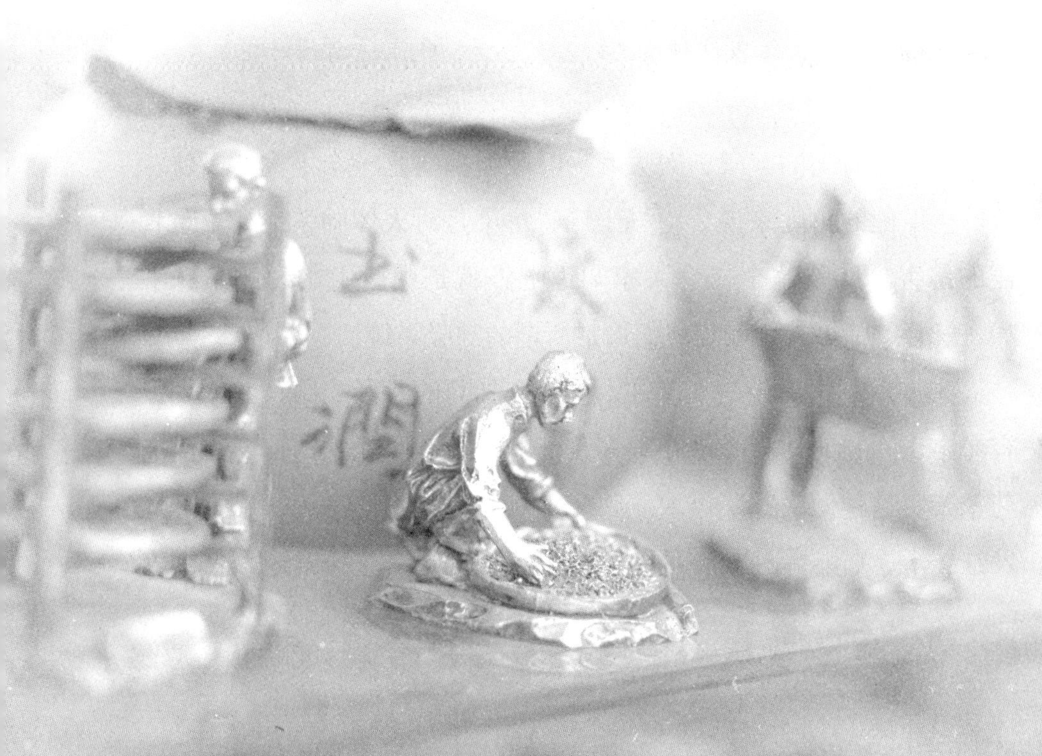

第二章　妙用三杯茶，肺部炎症一扫光

第一节　咽喉炎？别急！罗汉果蜜来帮忙

最近咱们这里的天气可真是糟糕透了，好多天不下雨不说，还动不动就“霾”。这不，我的慢性咽喉炎好像又犯啦，疼，痒，喉咙还干得很。我已经注意多喝水了，但还是不行。吴教授，您看，像我这种情况该怎么办呀，吃点什么药好呢？

近一段时间的天气，对大家的呼吸道确实是一个极大的考验。从养生保健的角度来说，空气干燥、污染是对人体肺系最严重最直接的伤害。肺系这个概念大家知道吧？就是中医上常说的鼻、咽喉、气管、肺等，也就是我们通常所谓的呼吸系统。

在肺系中，咽喉是气流进入气管和肺部的必经之路，是一个很容易出现问题的地方。现在很多人喉咙一不舒服就吃抗菌药、消炎药，其实这种做法并不可取。临床上有很多这样的病例，患者咽喉发红、干、痛、痒，典型的咽喉炎症状，但是一查血常规，白细胞计数并没有增高，也就是说没有细菌感染。这种情况就不能吃抗菌药，否则不但治不了病，还会增加细菌的耐药性。那么，对于这种情况的喉咙病症应该如何来解决呢？关键就是从“祛燥”入手。

从中医的角度来讲，咽喉发炎一般是因为气候干燥或者空气污染引起的，也就是所谓的“燥邪伤津”。既然是“燥邪”，就要“祛燥”，同时让肺系，尤其是咽喉足够滋润。这样一来，喉咙上各种不舒服的症状也就自然消失了。

比如咽喉炎犯了，感觉喉咙疼痛、干燥、发痒，这种情况可以试试罗汉果蜜茶。在这个茶方中，罗汉果是桂林的特产，当地人叫它“神仙果”，它不但能止咳化痰，生津止渴，而且营养价值很高，国家首批批准的药食两用材料里就有罗汉果。而蜂蜜就不用说啦，滋阴润燥，补虚润肺，中医里经常用，大家平时也很喜欢吃。

• 罗汉果蜜茶治咽喉炎

很多超市和市场都有卖新鲜罗汉果的，但为了方便，我还是建议在药店购买那种晒干的罗汉果。在挑选罗汉果时要选果型端正的、颜色为黄褐色的果子，另外可以放到耳边摇一摇，通常摇不响的品质比较好。

泡罗汉果蜜茶时要先把罗汉果敲开掰碎，取一些果皮和果肉，用量可以依照个人的口味自行掌握，然后用开水冲泡，加盖闷5分钟左右，稍凉后加入蜂蜜，搅拌均匀就能喝了。泡好的罗汉果茶是红色的，气味醇香，味道也很甘甜。另外，罗汉果茶可以反复冲泡多次，直到颜色和味道变淡、消退为止。

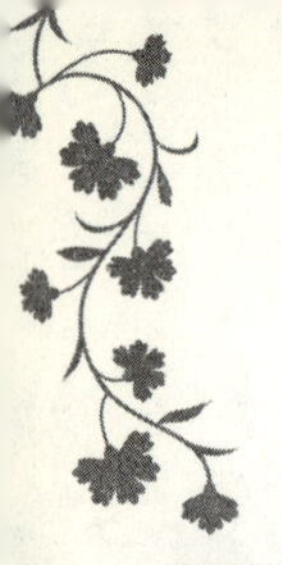

除了和蜂蜜搭配，罗汉果还可以搭配甘蔗、莲子泡茶喝，这款茶也具消火祛燥功效。其具体泡制方法是，把甘蔗去皮，切成小块，和罗汉果、莲子一起加水煮，烧开后再煮半个小时左右，最后加入蜂蜜。这里还要提醒大家一句，蜂蜜一定要等茶稍凉后再放，因为温度过高会破坏蜂蜜中的一些活性成分和营养成分。

这两种方法泡出的罗汉果蜜茶对咽喉炎的疗效都不错，不仅可以治疗咽喉炎，而且可以预防咽喉炎。在气候干燥、污染严重的季节，每天给自己准备一杯罗汉果蜜茶，可以很好地保护我们的肺，将很多呼吸道病症扼杀于摇篮之中。

消炎祛燥三杯茶

◇1. 鲜菊花药茶

【原料】鲜菊花30克，鲜茶叶30克。

【制法】将以上2味茶料剪碎，捣汁；用凉开水冲泡。

【用法】代茶凉饮。

【功效】清热解毒、利咽止痛。

【主治】急慢性咽喉炎、咽喉肿痛等病症。

◇2. 大海橄榄茶

【原料】胖大海3枚，橄榄3克，绿茶3克，蜂蜜适量。

【制法】将胖大海、橄榄煮沸片刻，然后以沸水适量冲泡绿茶；加盖焖放片刻，加入适量蜂蜜。

【用法】代茶徐饮。

【功效】化痰消炎、润肺清咽。

【主治】慢性咽喉炎。

◇3. 丝瓜食盐茶

【原料】丝瓜200克，茶叶5克，食盐少许。

【制法】将丝瓜洗净切片，放入食盐少许，加水煮熟；茶叶用沸水冲泡5分钟，倒入丝瓜汤中。

【用法】不拘时代茶饮，每日1剂。

【功效】生津利咽、清热解毒。

【主治】急慢性咽喉炎、咽痒不适、扁桃体炎等。

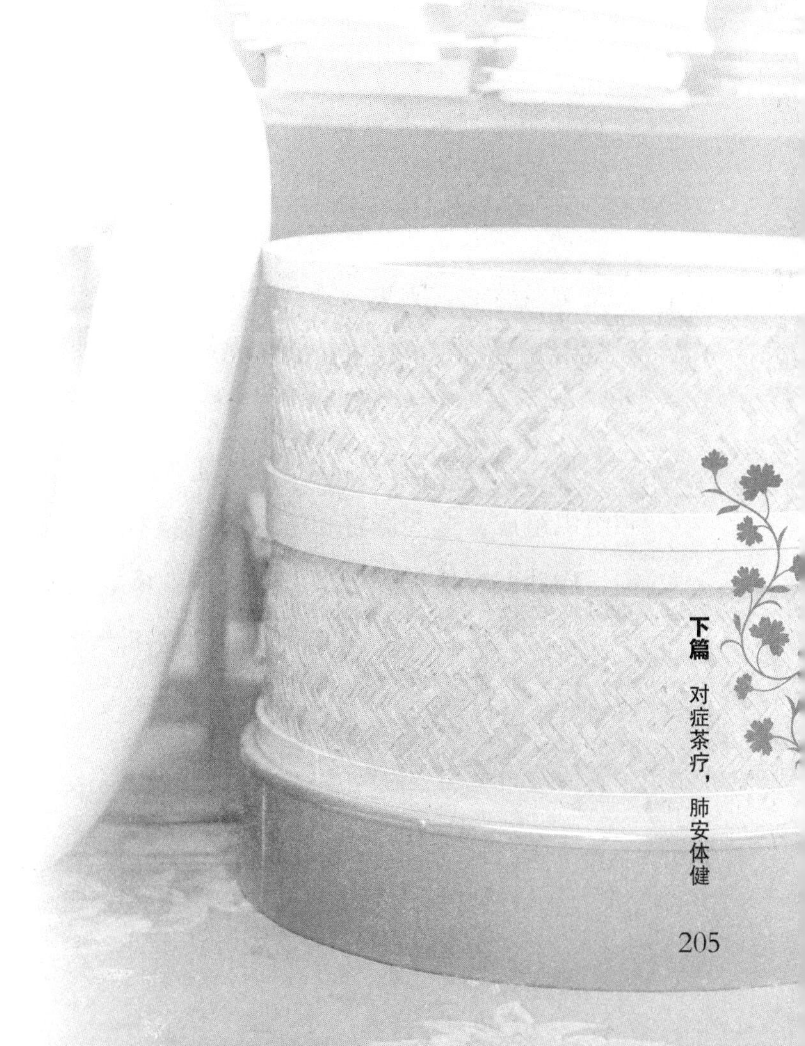

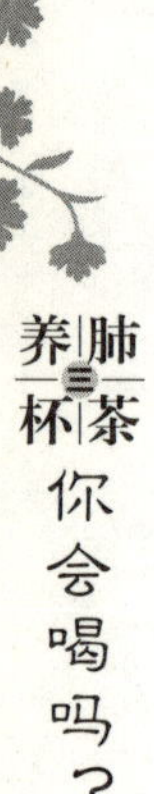

第二节　扁桃体炎？别忧！蒲公英茶是救兵

最近我看了一篇文章，说是那个著名的木桶短板理论同样适合于人的生命健康，就是说，人体的器官和组织中，有的功能比较薄弱或者不正常，就形成了健康“短板”，健康出现问题往往从“短板”开始。吴教授，我觉得这种说法如果是正确的，那么扁桃体就是许多人的健康短板，你看，但凡有点感冒发烧啥的，大夫一看就会说“扁桃体发炎了”。既然扁桃体这样脆弱，那有没有什么茶饮能够起保养作用呢？

嗯，“健康短板”这种说法还是很有道理的。人体由很多器官和组织组成，这些器官和组织的功能不可能完全一样，身体哪里最弱，病邪就容易在哪里兴风作浪，就像老话说的“黄鼠狼专咬病鸭子”，所以说，养生保健的关键，就在于及时发现并弥补自己健康的“短板”。

• 扁桃体是人体重要的免疫器官

要说很多人的健康短板是扁桃体，也是有道理的。扁桃体位于消化道和呼吸道的交会处，我们平时会说“咽喉要道”，可见这个位置多么重要。也许跟扁桃体所处的这个首当其冲的位置有关，它很容易遭受细菌的感染而发炎、肿大、发红，严重的还会溃烂化脓，有人甚至反复感染，很麻烦很痛苦。过去，医学界认为扁桃体是多余的，没什么用处还总是出问题，常常动员患者摘除它，但这其实是大错特错了。现代免疫学研究证实，扁桃体可以产生淋巴细胞和抗体，具有抗细菌、抗病毒的防御功能，是人体的“健康卫士”。

• 蒲公英可有效治疗扁桃体炎

既然扁桃体这样重要，而其本身又容易出状况，那我们平时就要注意对它的保养。除了坚持体育锻炼，劳逸结合，提高身体整体的免疫力以外，在气温变化大、空气污染严重的时候还要避免吃辛辣的食物，尽量不要吸烟喝酒，减少对咽喉的刺激。另外，有一个很方便的茶饮，蒲公英茶，可以经常喝一些，对扁桃体很有好处。

蒲公英大家应该熟悉，也叫婆婆丁、黄花地丁，春天的时候挖野菜吃，这是其中的一种。很早以前我们的老祖宗就发现蒲公英能治很多疾病，《本草纲目》中说它“性平味甘微苦,可清热解毒、消肿散结”。现代医学也证明，蒲公英消毒抗菌，能有效治疗溶血性链球菌感染的疾病，临床上多用于治疗扁桃体炎、乳腺炎等。

• 多喝蒲公英茶，赶走扁桃体炎

如果有时间，春天的时候可以自己采摘一些鲜嫩的蒲公英，注意要连根一起采摘，因为蒲公英入药是要求全株的，也就是连叶带根。采回的蒲公英洗净，放到通风干燥处晒干，或者放到干净的铁锅里用微火炒干。当然，如果自己懒得弄或者怕弄不好，可以去药店买现成的，很便宜，几块钱就买一大包。

蒲公英药性平和，泡茶时用量可以多些，60克左右，直接用开水泡，然后闷一会；或者煎煮也行，15分钟左右即可，这样药效发挥得会更好一些；如果煎煮的话，还可以放点儿白萝卜一起煮，因为白萝卜可以清除人体内的燥热湿毒，很多治疗咳嗽的偏方里都有白萝卜。这几种方法都可以同时搭配冰糖或蜂蜜，调味的同时还能提高疗效。

扁桃体炎三杯茶

◇1. 灵仙全草茶

【原料】鲜威灵仙全草60克。

【制法】将威灵仙洗净放入锅中，加水煎汤，去渣取汁。

【用法】代茶频饮，每日1剂，连续服用3～5天。

【功效】祛风除湿、通络止痛。

【主治】急性扁桃体炎。

◇2. 橄榄萝卜茶

【原料】橄榄250克，萝卜500～1000克。

【制法】将萝卜洗净、切块，与洗干净的橄榄同放入锅中煎煮，取汁饮服。

【用法】分多次代茶饮用。

【功效】清热消肿。

【主治】扁桃体炎。

◇3. 滋胃和中茶

【原料】竹茹3克，川朴花3克，羚羊角3克，鲜青果10克。

【制法】将以上4味茶料同放入锅中，以沸水煎煮3～5分钟后，去渣取汁。

【用法】代茶频饮。

【功效】清热化痰。

【主治】扁桃体炎肺胃痰热、咽喉红肿疼痛、吞咽不利、口干欲饮、胃纳不香者。

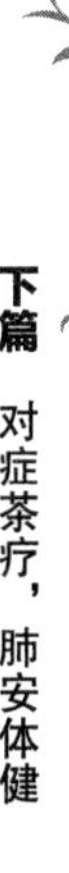

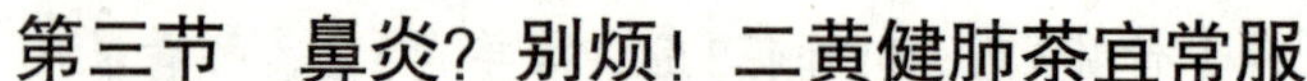

第三节　鼻炎？别烦！二黄健肺茶宜常服

今天上班路上有人塞给我一张小广告，其实我平时对这种小广告不感兴趣，但这个是说鼻炎的，就看了看，因为我自己就有，时不时会犯，挺烦人的。虽然我对小广告上宣传的那种说是能根治鼻炎的药不信任，但我觉得他们说的鼻炎的成因有些道理，说是鼻腔内部的结构比较复杂，无法将进入其中的垃圾毒素彻底排出，如果鼻黏膜等免疫屏障再遭到破坏，就可能引发鼻炎。吴教授，这种说法正确吗？有没有什么茶饮可以治疗或者缓解鼻炎呢？

鼻炎的成因很复杂，那种说法是不全面的。现代医学将鼻炎分为许多类，比如病毒性鼻炎、过敏性鼻炎等。鼻炎的发病率非常高，尤其是儿童和青少年，有时一场感冒，治疗不彻底就会拖成鼻炎。鼻炎分急性和慢性，临床上将炎症持续三个月以上或反复发作的归为慢性鼻炎，患者不仅会鼻塞、流涕、嗅觉下降，严重的还会引发头疼、头昏、食欲缺乏、记忆力减退和失眠等。所以，对待鼻炎一定不要轻视，要及时、彻底地治疗。

从中医的角度讲，鼻炎分内外两种原因所致。外部原因一般有吃冷饮、冷食过多，长时间吹空调，活动量小、出汗少以及饮食不规律等；内部原因就是气血不足，所以治疗鼻炎要从补气养血和润肺入手。这里给大家推荐一款二黄健肺茶试试。

• “二黄”有清热燥湿、凉血解毒的功效

所谓“二黄”，就是黄芩和黄连。黄芩，又叫山茶根，是根茎入药的一种中药材，有清热燥湿、凉血解毒的功效，主治上呼吸道感染、肺热咳嗽、肺炎等病症。经过多年的临床观察，发现黄芩的抗菌功能很明显，而且不产生耐药性。作为中药材，黄芩分为黄芩片和酒黄芩两种，酒黄芩就是用酒炙法炮制的黄芩，药效更好，我们做二黄健肺茶时就选用这种。

黄连也是根茎入药，入口极苦，不是有句俗语嘛——“哑巴吃黄连，有苦说不出”，说明这是一种公认的苦药。虽然黄连很苦，但是它有泻火解毒、清热燥湿的功效，是一种经常用的中药材。做二黄健肺茶所选用的黄连也要是用酒炙法炮制的，中医上讲酒炙过的黄连药性被引导上行，可以清上焦火。

二黄健肺茶里还要加入甘草，需要注意的是，这里要用生甘草，也就是没有蜜炙过的甘草，因为生甘草可以解毒、祛痰、补脾益气、止咳润肺，而蜜炙过的甘草主治脾胃功能减退。

制作二黄健肺茶要选品质较好、经过酒炙法炮制的黄芩和黄连以及生甘草各9克，加水150克煎煮，水开后20分钟左右即可，如果实在嫌味道太苦，可以适当增加水量，但效果较差，所以最好还是

不要改变水的用量。其实这个茶饮虽然用到黄连，但味道也不是太苦，安慰安慰自己，良药苦口嘛，习惯了就好了。

鼻炎三杯茶

◇1. 桃红绿豆茶

【原料】桃仁10克，红花10克，绿豆30克。

【制法】将以上3味茶料洗净，同放入锅中，加水共同煎煮30分钟，去渣取汁。

【用法】代茶频饮。

【功效】活血行气。

【主治】邪毒久留、气滞血瘀型慢性鼻炎，鼻塞持续不解、鼻涕多或黏稠或稀白。

◇2. 双子通窍茶

【原料】菟丝子9克，枸杞子15克，乌龟壳12克，山药9克，牛膝10克。

【制法】将以上所有茶料共同放入锅中，加水煎煮，去渣取汁。

【用法】代茶频饮。

【功效】益肾祛腐通窍。

【主治】慢性化脓性鼻窦炎。

◇3. 辛夷苏叶茶

【原料】辛夷花2克，苏叶6克。

【制法】将以上2味茶料共同研为粗末，放入茶杯中，以沸水适量冲泡，加盖焖泡片刻。

【用法】不拘时代茶温饮，每日1剂。

【功效】通鼻窍、散风寒。

【主治】急性鼻渊、鼻窦炎、鼻炎、感冒鼻塞等病症。

第四节　支气管炎？别躁！核参茶效果好

前几天我在一个网络论坛上看到有人在讨论，说过去一般婴幼儿和老年人容易患上支气管炎，但是现在很多年轻人也被这种病缠上了，可能和饮食、作息不规律，缺乏锻炼这一类的不良生活习惯有关。但我们很多时候也是没办法呀，工作压力这么大，熬夜加班都是常事。吴教授，你给大家讲讲对付支气管炎该怎么做吧。

大家都知道，人活一口气，但是气从哪儿来？这就可以看出气管的重要性了。可以说，气管是生命的通道。这儿出了问题，你说身体能舒服得了吗？由于现在空气污染厉害，支气管炎相当普遍。在这里，我就简单给大家说说这个疾病和防治方法。

支气管炎是一种很常见的呼吸系统疾病，是指气管和支气管黏膜以及周围组织的病变，一般是因病毒或细菌反复感染形成的。有的患者感冒时引发咳嗽，也就不当回事儿，想着等感冒好了咳嗽自然也就慢慢好了，或者随便吃点什么止咳的药对付着，结果拖来拖去就拖成支气管炎了。这可真是马虎大意惹出来的麻烦呢。

各个年龄段的人群都会出现支气管炎，婴幼儿和老人更常见一些，你说的现在年轻人这种病的发病率提高也是事实。其实，这些年呼吸道系统的疾病，包括支气管炎一直很多，特别是在一些特殊天气，医院里呼吸科都是人满为患。我也不想再吐槽什么空气污染和雾霾了，发牢骚也不起作用，还是给大家推荐一种茶饮——核桃人参茶。

• 核桃和人参可温肺定喘、补肺益气

核桃是大家经常吃的坚果，一般都认为它是健脑的，其实核桃的功效很多，对于呼吸系统来讲就是温肺定喘。古代有一个笑话，说有一个人到朋友家做客，朋友端出一盘核桃招待他，他吃呀吃直到吃得见了底。朋友问他为啥这么喜欢吃核桃，他说多吃可以润肺呀，朋友苦着脸说，你倒是润了肺啦，可是我伤心呀！这个笑话也说明，其实古人很早就知道核桃的润肺功能了。

利用核桃治疗和预防支气管炎最好搭配人参煎制成核桃人参茶，因为中医讲人参归脾、肺经，可补肺益气，用于肺气不足，气短喘促等症，同时，人参还能益阴生津，是进补的首选。核桃的营养非常丰富，除了润肺，也有很好的滋补作用，和人参搭配可谓相得益彰。

• 核桃人参茶可治疗和预防支气管炎

制作核桃人参茶可用核桃仁20克，人参6克，加几片生姜和少许

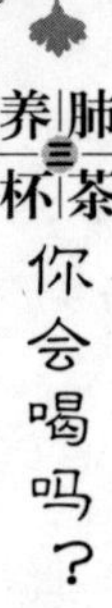

冰糖，生姜可以驱寒，冰糖的作用就不用说了，加适量的水，像煎中药那样煎煮，水开后20分钟左右就可以了。这是一天的用量，像喝茶一样不定时喝就可以了，多喝一段时间，就可以见证效果了。

这里我还想告诉大家，很多人吃核桃时，总是喜欢将皮和里面的分心木（两瓣核桃仁中间的那个薄薄的片）给扔掉了，这其实挺可惜的。核桃分心木也是一味中药材，能补肾、活血。用分心木3克泡水喝，早晚各一杯，可以治疗失眠、尿频，还可以缓解老年人腰酸腿疼，治疗女性月经不调、手脚冰凉等症。所以，大家在做核桃人参茶取用核桃仁时，可以将里面的分心木存起来备用。

防治支气管炎三杯茶

◇1. 佛手半夏茶

【原料】佛手15克，姜半夏9克，砂糖适量。

【制法】将佛手、姜半夏加水煎汤，去渣取汁，加入适量砂糖。

【用法】代茶温饮。

【功效】化痰止咳、燥湿降逆、健胃止吐。

【主治】慢性支气管炎、湿痰咳嗽等病症。

◇2. 枇杷甘橘茶

【原料】枇杷核9～15克，甘草6克，橘皮6克。

【制法】将以上三味茶料放入锅中，加水共同煎汤，去渣取汁。

【用法】代茶饮，分2次饮完。

【功效】祛痰镇咳。

【主治】急慢性支气管炎、咳嗽咯痰等。

◇3. 罗汉果柿饼茶

【原料】罗汉果1个，柿饼2个，冰糖30克。

【制法】将罗汉果洗净，晒干或烘干，研成粗粉；将柿饼洗净、切碎，放入大碗中，加适量开水，研磨成泥糊状，一边加水一边调入沙锅，先用小火煨煮；加入罗汉果粉末及冰糖后再用小火煨煮10分钟，搅拌成稀糊。

【用法】代茶频饮、每日1剂，当日饮完。

【功效】润肺止咳、清肺化痰。

【主治】燥热型急性支气管炎。

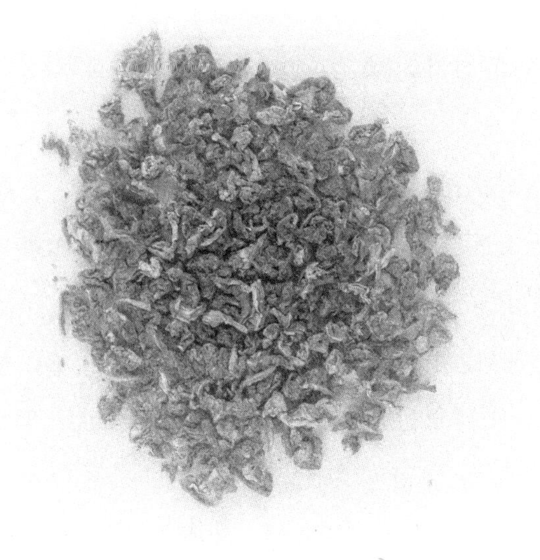

第五节 肺炎？别愁！白果银花茶把炎消

这几天把我忙坏了。一个同事的孩子得了肺炎住院了，她请假在医院照顾孩子，她负责的那摊工作就临时归我了，但我手头的活也不能撂下呀，只得加班加点地干了，还真有些累。这也没啥可说的，孩子生病了，同事之间帮帮忙是应该的。吴教授，我想说的是，其实我对肺炎挺恐惧的，我还记得我小时候得肺炎，医院一住就是好多天，真难受呀！肺炎到底是怎么回事儿？您给我们讲讲吧。

其实，就算你不问，我也该给大家讲讲肺炎了。既然这些天一直在说呼吸系统的疾病，再加上肺炎是小孩、大人都非常常见的疾病，所以肺炎是必说的。

大家知道，肺是由许多肺泡组成的，肺炎就是指出现了肺泡发炎的症状。肺炎分为急性和慢性两种，病程超过三个月的就是慢性肺炎，需要长期治疗，患者会比较痛苦。过去医疗条件不发达的时候，肺炎算是一种很危险的疾病了，就是现在医疗条件好了，急性肺炎的死亡率已经大大降低，但是因为治疗不彻底，复发或者演变成慢性肺炎的不在少数。所以，对待肺炎一定不能大意。

中医讲，肺为娇脏，它既怕寒又怕热，并且与大气直接相通，外邪侵犯人体，不论从口鼻吸入，还是由皮肤侵袭，都容易伤害肺部导致发病。既然这样，我们平时就要注意对肺的保养。有什么好的办法呢？大家可以试试白果银花茶。

• 白果润肺定喘，可药食两用

白果，又名银杏果，营养价值丰富，可润肺定喘，是药食两用的材料。宋代时曾是皇家贡品，日本人现在还有每天食用白果的习惯。白果的食用方法有很多种，炒、烤、煮都可以。需要注意的是，白果含有一种毒性很强的毒素，这种毒素遇热后毒性会减小，所以白果不能生吃，也不能多吃，即使是熟的白果，每天也不要超过10颗。

这样一说恐怕有人又有疑问了，既然白果有毒，毒性还不小，为什么还要用它来做茶饮呢？这个其实刚才已经说过了，白果有很多种功效，只要控制食用量，这点儿毒素是不需要考虑的。

• 白果银花茶有良好的医用效果和食疗作用

白果银花茶的做法也不复杂。取白果5颗，去皮，去掉里面绿色的胚芽，与15克金银花一起加水煮，可以多煮几次，取汁饮用，最后把白果吃掉；也可以多用些水单独煮白果，然后用这个水冲泡金银花。如果嫌煮水麻烦，还可以将去过皮和胚芽的白果用料理机打碎，每次取少量，和金银花一起用沸水冲泡。

这几种方法做的白果银花茶都可益肺气、治咳喘，有良好的医用效果和食疗作用，长期饮用能够有效地预防和治疗肺炎。

肺炎三杯茶

◇1. 双草陈皮茶

【原料】白花蛇舌草30克，鱼腥草20克，陈皮5克。

【制法】将白花蛇舌草、陈皮加水同煎煮；再加鱼腥草共同煎汤，去渣取汁。

【用法】代茶饮用，每日1剂。

【功效】清热解毒、消炎祛痰、排脓散结。

【主治】肺炎。

◇2. 鱼腥草银花茶

【原料】鱼腥草30克，白茅根25克，金银花15克，连翘12克。

【制法】将以上4味茶料去杂质、洗净，共同加水煎汤，去渣取汁。

【用法】代茶饮，每日1剂，连服3天。

【功效】清热化痰宣肺。

【主治】急性肺炎。

◇3. 无花果糖茶

【原料】无花果20克，冰糖适量。

【制法】将无花果洗净，切碎；与冰糖同放锅中，加水煎汤。

【用法】代茶饮用，每日1剂，连续服用10天。

【功效】清热润肺、化痰。

【主治】风热犯肺型肺炎、咳嗽声粗、咽喉肿痛、发热、口渴等病症。

第六节　肺结核？别慌！瓜枳花茶是个宝

吴教授，原来我对单位组织的例行体检并不看好，觉得自己的身体又没啥毛病，查不查的吧也没什么。但是前段时间体检，我们同一层楼里有人查出了肺结核，一时间弄得人心惶惶的，因为大家都知道这个病传染性挺强的。对付这种病，有没有什么茶饮可以起预防作用呢？

这个病听上去确实比较吓人。一方面是因为它的传染性，另一方面是各种影视剧经常用结核病人的形象来渲染故事情节。比如我们众所周知的林黛玉，就是死于肺结核。甚至还有更夸张的……

事实有没有这么恐怖呢？我先给大家讲讲这个病的情况吧，这样相信大家就会有个基本的判断了。一般来说，结核病是由结核杆菌引起的，人体的脏器都有可能感染，最常见的还是肺结核。肺结核属于慢性呼吸道传染病，但也不是说所有的肺结核都会传染，还是要看患者的具体情况。简单点说，如果患者咳嗽有痰，而且痰里检查出结核菌，那么就有传染性，医学上称为“排菌期”；如果不咳嗽无痰，或者经检查痰里没有结核菌，就不具有传染性了。再

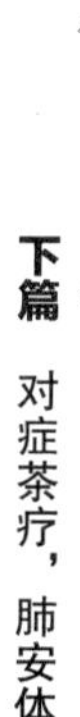

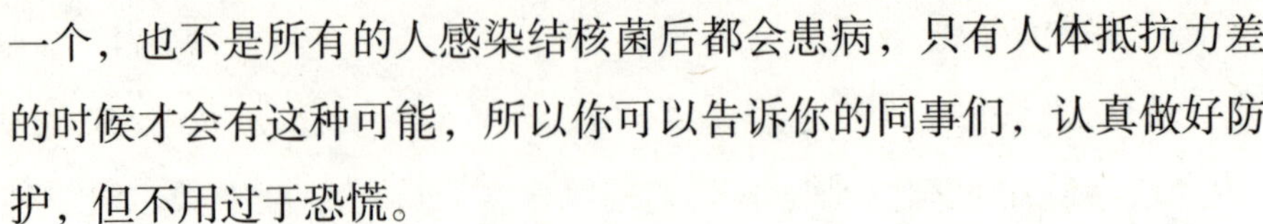

一个，也不是所有的人感染结核菌后都会患病，只有人体抵抗力差的时候才会有这种可能，所以你可以告诉你的同事们，认真做好防护，但不用过于恐慌。

• 肺结核的传染途径

肺结核的传染途径不一，病菌通过呼吸道、消化道、破损的皮肤等等都可以传播，但最主要的还是经空气通过呼吸道传播的。要想预防这种病，就得注意加强体育锻炼，增加营养，提高自身的抵抗力。另外就是要注意避开传染源，还是十分必要的。我再给大家推荐一个茶饮的方子，瓜枳花茶。

• 瓜枳花茶可预防和治疗肺结核

瓜，就是瓜蒌；枳是枳实。瓜蒌可能有些朋友见过，我小时候家里院子里就种过。这是一种葫芦科的植物，爬藤，多年生，每年秋季都会结出满架子的果实，就是那种圆球，跟个大苹果差不多大吧，没熟的时候是青绿的，熟透了是黄褐色。瓜蒌适应性很强，田间地头、山崖石缝都可以生长，你别看它哪儿都能长，又不用怎么管理，一点都不娇贵，但这是一种名贵的中药，润肺止咳、清热化痰，一般用来治疗咳嗽痰多，大便燥结。

枳实，南方的朋友应该比较熟悉，是把酸橙的果实或者甜橙的幼果横着切开，然后晒干或者低温干燥制成的。中医讲枳实归于肝、脾二经，用于痰热咳喘、胸胁痰饮，很多中医古籍里记载的导痰汤里都用了枳实。

瓜枳花茶很好制作。将瓜蒌5克、枳实3克，再加上花茶3克，用沸水冲泡饮用就可以了，可以多泡几次，直到味道变淡。也可以将瓜蒌5克、枳实3克煎水，然后用这个水泡花茶。这个方子除了对肺结核有效外，还可以用于咳喘，胸闷疼痛，痰液黄稠、难以咳出等症状。

瓜枳花茶里还可以加入乌梅、杏仁等润肺止咳的中药材，如果不喜欢它的味道，还可以加入冰糖或蜂蜜调味。

肺结核三杯茶

◇1. 苦丁茶

【原料】苦丁茶500克。

【制法】将苦丁茶晒干，研成细末，用适量面粉粘合成饼状烘干，每块4克；以沸水适量冲泡饮用。另外，可以每次取苦丁茶3～5克，直接用沸水冲泡。

【用法】代茶频饮。

【功效】补肝肾、益气血。

【主治】肺痨咳嗽、肺结核潮热、咳嗽咯血、骨结核等症。

◇2. 大蒜齿苋茶

【原料】大蒜头1个，马齿苋250克。

【制法】将以上2味茶料加水煎煮，去渣取汁。

【用法】代茶饮用，每日1剂，连续服用1个月。

【功效】润肺、解毒、消炎止血。

【主治】肺结核干咳、痰中夹带血丝、潮热盗汗等病症。

◇3. 甜瓜莲藕茶

【原料】甜瓜200克，莲藕100克，冰糖25克，绿茶1克。

【制法】将甜瓜、莲藕洗净、切片；同冰糖一起放入锅中，加水500毫升煎煮，沸3分钟后加入绿茶。

【用法】代茶饮用。

【主治】肺结核咳嗽。

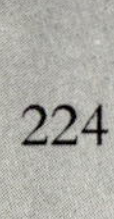

第七节　肺心病？别恼！粳米糖茶祛病苦

吴教授，最近您一直在给我们讲呼吸系统的疾病，我自己也看了一些这方面的资料，做做功课呗。其实对这些病症多少还是知道一些的，至少是听说过，但有一种“肺心病”我觉得挺陌生的，它是肺部和心脏同时生病吗？

你的这种说法不太准确，但大概也能这样理解。准确点讲，肺心病叫做慢性肺源性心脏病，是肺部的慢性病变逐渐引起肺动脉高压，大家知道，肺动脉是和右心室相连的，肺动脉高压时间长了会引起右心室肥大，最终引起心力衰竭。大多数的肺心病患者是因为慢性支气管炎或者肺气肿引起的。

肺心病的患病人群通常是老年人，寒冷、潮湿的地区和高原、农村患病率比较高。这种病和男女性别关系不大，但会随着年龄增长而患病率增高。中医讲肺心病属于“喘证”，认为是由于外感和内伤引起。患者会长期咳嗽，咯痰，有的痰中会带血，呼吸困难，喘憋，比较痛苦，尤其是肺心病严重时会发生呼吸衰竭和心力衰竭，因此平时一定注意调养。

肺心病患者可以试试饮用粳米糖茶。粳米是大米的一种，营养价值比普通大米高，天津特产小站米大家都应该听说过，过去是贡品，皇上吃的。小站米就属于粳米。也许会有人对这个方子不以为然，认为粳米再怎么好也不就是做饭用的吗，就是一种主食呗，怎么可能治疗肺心病这样严重的病症呢？其实，很多病症除了用药物治疗以外，食疗及保养也很关键。粳米用于对肺心病的治疗是很多中医古籍里有记载的。古人也很早就认识到粳米对人的保养作用，大诗人陆游就曾经在一首诗里写过："我得宛丘平易法，只将食粥致神仙。"

制作粳米糖茶首先要将10克的绿茶煎成茶汁，然后取50克粳米、适量冰糖加水煎煮，同时兑入煎好的茶汁。煎煮时间可以自己掌握，最好稍微长一些，汤汁呈黏稠状最好。这个茶饮可以当成薄粥喝，一天两次，也不用担心有副作用，长期服用就能见到效果。

另外再说一句，制作粳米糖茶最好用糙米，因为精米虽然口感更好，但精细加工的过程会流失掉许多有效的成分，食疗和治疗效果不如糙米。

预防肺心病三杯茶

◇1. 黄酒茶

【原料】老茶树根30克，黄酒适量。

【制法】将茶根洗净，用水煎汤；去渣取汁，加入黄酒调匀。

【用法】可以分2次服用，也可以在睡觉前一次饮完，连续服用1～2个月。

【功效】强心利尿。

【主治】肺心病，适宜病症缓解期饮用。

◇2. 百部毛根茶

【原料】胡萝卜150克，白茅根30克，百部15克。

【制法】将以上3味茶料洗净，放入砂锅中，加水煎煮，去渣取汁。

【用法】代茶频饮，每日2次。

【功效】降压、强心、生津止渴、清肺热、敛肺平喘。

【主治】肺心病。

◇3. 桑椹南瓜白果茶

【原料】桑葚子30克，老南瓜30克，白果12克。

【制法】将桑葚子、老南瓜、白果同放砂罐中，加水煮汤，取汁饮用。

【用法】代茶频饮，每日2次。

【功效】补血滋阴，生津润燥，敛肺，定喘化痰。

【主治】肺心病。

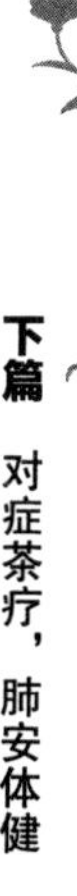

第八节　肺癌？别怕！瓜蒌薤白茶显神效

最近几年不知道怎么了，总有认识的或非常熟悉的人患肺癌。本来好端端的一个人，一两年的光景也就安息了，挺让人惋惜难过的。那么，什么样的人最容易患肺癌呢？现在世界上有没有预防肺癌的好办法呢？吴教授，您今天能不能帮我也帮助更多的朋友普及一下有关肺癌的知识呢？

肺癌确实很可怕，现代医学对肺癌的病因还没有完全弄清楚，但是大量的资料表明，长期大量吸烟与肺癌的发生有非常密切的关系。总的来讲，男性比女性患病率高，这应该是因为男性吸烟者更多；另外，城市居民比农村居民患病率高，这可能是因为城市大气污染更严重，烟尘中含有致癌物质。

一般来讲，如果年龄在40岁以上，有长期吸烟史，出现咳嗽、胸痛、咯血或者痰中带血的情况，就要去医院做相关检查，以排除肺癌。另外，长期吸烟的中老年人，即使身体没有什么明显异常反应，也需要定期进行肺部检查。

• 治疗肺癌应中西医结合治疗

从中医的角度讲，肺癌属于“肺积”、“痞癖”等范畴，是由于正气内虚、邪毒外侵引起的，多与肺气不足、痰湿淤血阻滞有关。对付肺癌，最好的办法就是中西医结合治疗，这样可以增强机体免疫力，最大限度抑制或消灭癌细胞，以提高患者的生存质量，并尽可能延长患者的生存期。在中医治疗中，有一个防治肺癌的经典茶方——瓜蒌薤白茶。这种治疗方法遵循了中医的扶正祛邪、标本兼治的治病原则，以顾护正气的方法达到了抗癌效果。

• 瓜蒌薤白茶可有效预防治疗肺癌

瓜蒌，前面曾简单介绍过，是一种中药材，根、果实、果皮、种子等均可以入药，咱们在这里用的是它的果仁。中医认为，瓜蒌的果仁味甘、微苦，性寒，有润肺祛痰、滑肠散结、宽胸等功效，适用于肺癌、胃癌、乳腺癌等各种癌症。薤白，就是野蒜、山蒜，因为根部是白色的，所以作药用时就名为“薤白”，其性温，味辛、苦，归肺、胃、大肠经，有通阳散结、行气导滞的功效，用于胸痹疼痛，痰饮咳喘。除以上2味中药外，制作瓜蒌薤白茶还要加入半夏。半夏也是一种传统的中药材，有燥湿化痰等功效，中医往往用它来消疖肿。瓜蒌薤白茶方，3味中药配伍入药，有助于提高疗效。

那么，瓜蒌薤白茶如何泡制？又是怎么个喝法呢？在这里我给大家详细介绍一下。按瓜蒌仁、薤白各8克及半夏4克的比例进行

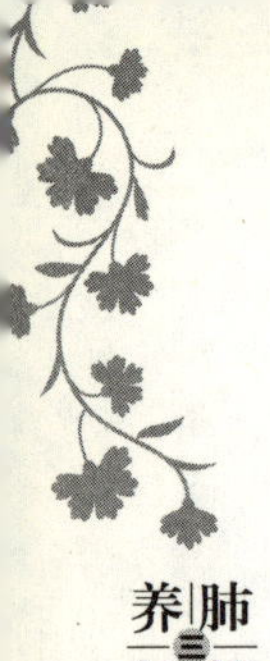

搭配，可以取10倍的量，一起研成粉末，每次取20～40克，放入热水瓶中，先冲入半瓶沸水再加入10毫升绍兴黄酒，盖上瓶盖，闷10～20分钟后，就可以饮用了。这是一天的量，分多次饮用，一天内饮完。这个茶饮既可以预防肺癌，也可以作为肺癌患者的辅助治疗，肺癌患者或肺功能不好的人可长期饮用，副作用小。

肺癌三杯茶

◇1. 天冬茶

【原料】天冬8克，绿茶1克。

【制法】将天冬剪成碎片，同绿茶一起放入杯中，用沸水冲泡，加盖焖置5分钟。

【用法】代茶饮，每日1剂。

【功效】清热化痰、润燥止渴、抗癌。

【主治】肺癌、乳腺癌等。

◇2. 金银花抗癌茶

【原料】金银花10～25克，甘草5克，绿茶2克。

【制法】将金银花、甘草加水煎煮，煎沸10分钟后，加入绿茶继续煮沸半分钟。

【用法】代茶温饮。

【功效】润肺、清热解毒、疏利咽喉、抗癌。

【主治】肺癌、胃癌等病症。

◇3. 猪苓甘草茶

【原料】猪苓25克，甘草5克，绿茶2克。

【制法】将前2味茶料放入锅中，加清水800毫升煎煮；煎沸10

分钟后，加入绿茶继续煮沸，去渣取汁。

【用法】代茶温饮，分3次饮完，每日1剂。

【功效】解毒、利水化痰、抗癌。

【主治】肺癌、食道癌等病症。

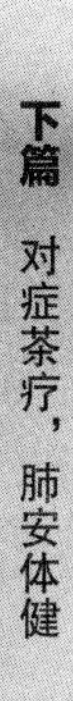

第三章　多喝三杯茶，养颜润肺容面华

第一节　脸色发白，肺气不足闯的祸
——蜂蜜花生茶，还原健康好气色

现实生活中，我们经常会看到一些女子，五官搭配得精致美妙，面容姣好，但气色却很差。也正因为这张面如纸色的脸，让自己的颜值顿时降了下来。那么，有什么办法可以令女人的脸色面若桃花般娇美艳丽、烂漫芳菲呢？我们今天就请“花婆婆”吴教授给美人们支招。

如果我告诉大家，我可以通过你的脸来判断你五脏的健康情况，你相信吗？听到我这么说，也许有人会认为我在和大家开玩笑，或者有人会说：“吴教授，你不是一个讲究科学养生的人吗，怎么也搞起玄学迷信了呢？”

其实，这并不是玄学，也不是迷信，而是中医里的“望诊”法，也就是通过看人的气色来判断其五脏六腑的健康状况。那么，当我们身体里的心、肺、脾、肝、肾出现了问题，面部的气色又会有些什么异常呢？通常来说，一个人心脏功能不好，多会表现为脸色发红；肺功能不好，多表现为脸色发白；脾功能不好，多表现为脸色干枯发黄；肾脏功能不好，多表现为皮肤粗糙黯沉；肝脏功能不好，多表现为脸色发青。尤其当一个人脸色表现为白色，并伴有身体无力、爱出汗等症状时，说明这个人出现了严重的气虚血虚症状，需要及时补血补气。

那么，应该如何来给气血虚的人补充气血呢？中医还认为，肺开窍于鼻，平时经常按摩鼻子、捏鼻尖、用手指反复揉擦鼻子，都具有宣肺通窍补肺的作用。另外，要想从根本上调理气血两虚，这就需要从食疗上下功夫。比如，我们平时吃的百合、山药、白木耳、莲藕、红枣、花生、枸杞子、黑木耳、黑芝麻、胡桃仁都是补血益气的好东西，尤其是被誉为“长生果”的花生，更是养血的第一食品。

为什么古人誉花生为“长生果”，而不是核桃、红枣或其他果物呢？中医认为，花生味甘性平，具有润肺、和胃、止血、催乳等功效，尤其长于补血益气，有助于延年益寿，这也正是花生“长生果”之名的由来。另外，从西医的角度来说，花生有助于微循环的改善，促进新陈代谢，可以滋养濡润皮肤，使肌肤细腻光滑而富有弹性。

● 蜂蜜花生茶，还原健康好气色

听我罗列了花生一箩筐的好处，可能有人会问：“吴老师，

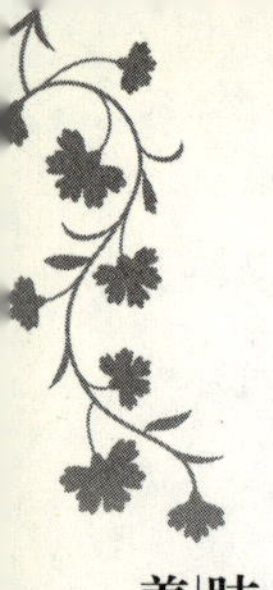

花生真的像你说的这样好吗？可为什么我每天都吃花生，也没看出花生有什么美容效果呢？”之所以没吃出效果来，很大程度上是因为吃花生的方法不对。很多人吃花生不是油炸就是干炒，这样一折腾，花生的营养早就被折腾得所剩无几了。

那么，怎么吃花生最有效呢？我在这里给大家介绍一种补血益气、美容功效最强的花生吃法。你先准备花生米、红枣、蜂蜜各30克；将花生米、红枣洗净；把花生米放入锅中加水煮，待花生煮好了，放入大枣煮烂，然后加适量蜂蜜就可以饮用了。先喝茶汤，然后再把花生米和红枣吃下，每天一次，坚持服用。

从中医理论上来说，花生具有健脾和胃、润肺补虚、滋阴调气、美容养颜等功效；蜂蜜具有润肺、止咳、补中、解毒、抗菌消炎、安抚皮肤等功效；大枣具有补中益气、养血安神等功效。所以，每天给自己煮一杯蜂蜜花生茶，不仅可以补足肺气，有效改善脸色发白症状，而且能够令你肤如凝脂，面如桃花。

补充肺气三杯茶

◇1. 养血养颜茶

【原料】橄榄5克，龙眼5克，枸杞子30克，蜂蜜适量。

【制法】将前3味茶料洗净后，放锅中煎煮，滤取其汁，加入适量蜂蜜。

【用法】不拘时代茶饮，每日1剂。

【功效】养血滋阴、红润皮肤、清热利咽、生津解毒。

【主治】气血不足之皮肤粗糙、黯淡无华。

◇**2. 荔枝红枣茶**

【原料】荔枝干10枚，红枣15枚。

【制法】将荔枝干、红枣去杂质、洗净，放入锅中，加适量沸水大火煮沸，调小火煨30分钟。

【用法】代茶频饮，每日1剂，当日饮完，最后嚼食荔枝、红枣。

【功效】补气养血、润肌护肤。

【主治】面色无华，口唇、指甲苍白，皮肤干枯起屑，贫血，体力虚弱，更年期综合征，疲劳综合征等。

◇**3. 木灵芝茶**

【原料】木灵芝20克。

【制法】将木灵芝洗净，切成薄片；放入茶杯中，以沸水适量冲泡，浸泡15分钟。

【用法】代茶频饮，每日1剂，可持续冲泡3～5次，当日饮完。

【功效】补中益气、丰肌泽肤、乌发固齿。

【主治】颜面无华、皮肤粗糙、多梦失眠、过敏性皮炎等。

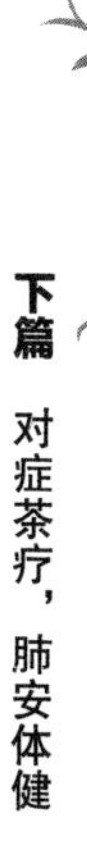

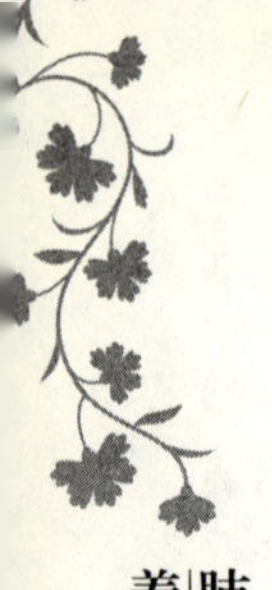

第二节　皮肤干燥脱皮，清肺势在必行
——沙参银耳茶，润肤养颜赛面霜

你知道吗？肺部不好，不仅会引起咳嗽、咽炎、肺炎等呼吸道疾病，还会影响你的容颜！如果一个人的肺好，则会肌肤白皙莹润，如果肺功能不好，将会出现肤色暗黄、长斑、长痘、干燥脱皮、皮肤粗糙等问题。所以说，一个人的皮肤好坏，关键就看他肺脏的健康状况。

“肺主皮毛”，肺的“态度”决定着一个人的肌肤状况，可以说这早已是中医公认的理论说法。《黄帝内经》中记载：“肺为水之上源”“肺主皮毛”。所以，当一个人肺出了问题，首先就会表现在皮肤上。比如，如果一个人肺热、肺燥，表现在皮毛上的问题就是皮肤干燥脱皮等现象。尤其在秋燥之际，往往是皮肤病的多发期，比如带状疱疹、皮肤瘙痒症、皮炎、银屑病都是秋季典型的皮肤病。

为什么秋季最容易患皮肤病呢？其根源就在肺脏上。我们先看看皮炎的“炎”字是怎么写的，是不是由两个“火”组成，也就是说皮肤上火了，就会出现皮肤炎症。所以，从某种程度上来说，皮炎的主要病因就是皮肤干燥。

我们常把皮肤称作“第二呼吸系统”，也就是说，皮肤就好比我们人体这个大房子的窗户，具有通风、散热、换气等作用。如果皮肤干燥，就好比家里的窗户被堵上了，身体中产生的热没办法散发出来，久而久之，皮肤就会红肿。如果在皮肤不适时，刚好又在太阳下暴晒，这就会使皮肤变得更红更肿，从而诱发皮肤炎症，出现皮肤干燥、脱皮、瘙痒等症状。

那么，我们应该如何来预防皮肤干燥、瘙痒等皮肤病呢？最好的方法只有一个字：清。这里所谓的清，也就是清热，及时清除肝脏、肺脏等各个脏器以及血液中的热毒。比如，我们的肝脏喜欢绿色，在饮食调理上可以多吃绿色蔬菜，少吃油腻或肉类食物。而要想清肺热，就要多吃银耳、萝卜、冬瓜、莲藕等滋阴润肺的食物，少吃辣椒、烧烤、冷饮等，以防肺热积存在体内散发不出来。下面介绍的沙参银耳茶，不仅是一道味道诱人的甜汤，更具有清热润肺、泽肤养颜的功效。

• 沙参银耳茶——润肤养颜赛面霜

银耳，又称白木耳，属于药食两用之品，不仅是美味的好食材，更具有丰富的药用价值。中医认为，银耳味甘性平，归肺、胃经，具有滋阴润肺、补脾开胃、清热生津功效，不仅可以治疗干咳、口干咽燥、失眠多梦等症，而且有助于滋润肌肤、美容养颜。沙参味甘性微寒，入脾、胃经，具有养阴、润肺、益胃生津等功

效。若将沙参和银耳配伍，烹制出来的沙参银耳茶养颜效果更佳。

那么，沙参银耳茶如何制作呢？具体步骤是：准备银耳10克、百合5克、北沙参5克、冰糖适量；将银耳、百合、北沙参洗净，放入锅中，加两碗水，煎至一碗，将药汁倒出来；然后再向锅中加入两碗水，煎煮至一碗，再取药汁；将两次药汁合并，服用时加入适量冰糖进行调味。每天1剂，分早、中、晚三次温服。此茶方适合肺热、皮肤干燥者长期饮用。

每天喝一杯沙参银耳茶，不仅可以滋阴养肺、祛除肺热，而且可以润泽肌肤。由于沙参银耳茶对身体的调理是自内而外的，所以它的润肤养颜功效具有持久性，其效果甚至赛过高档美容院里的润肤养颜面霜。

清肺润肤三杯茶

◇1. 慈禧珍珠茶

【原料】珍珠粉5克，洞庭碧螺春5克，枸杞子5克，蜂蜜适量。

【制法】将洞庭碧螺春、枸杞子洗净，放入杯中，以沸水适量冲泡，去渣取汁；用药汁冲泡珍珠粉，加入适量蜂蜜即可饮用。

【用法】不拘时代茶饮，每日1剂。

【功效】润肌泽肤、延缓衰老、镇心安神、清热化痰、解毒生肌等。

【主治】面部皮肤干燥、发黄，心悸、癫痫等病症。

◇2. 桃花茶

【原料】桃花4克，冬瓜仁5克，白杨树皮3克。

【制法】将桃花洗净、沥干；将桃花、冬瓜仁、白杨树皮共同放入茶杯中，以沸水适量冲泡，放置10分钟左右。

【用法】代茶饮，可反复冲泡3～4次，每日1剂。

【功效】活血化瘀、润泽肌肤、养颜祛斑。

【主治】皮肤干燥无光泽、皮色暗黄，黄褐斑、雀斑、黑斑。

◇3. 桂花润肤茶

【原料】洞庭碧螺春5克，干桂花3克，蜂蜜、枸杞子适量。

【制法】将洞庭碧螺春、干桂花、枸杞子洗净，放入茶杯中，以沸水适量冲泡，5分钟后加入蜂蜜。

【用法】不拘时代茶饮，每日1剂。

【功效】强肌润肤、活血润喉、化痰止咳等。是秋冬季节的润喉佳饮。

【主治】皮肤干燥皲裂、肤色苍白、声音嘶哑、失眠、心神烦躁等症。

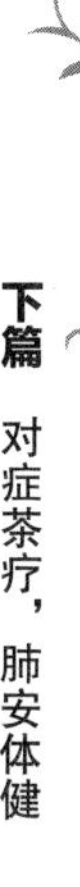

第三节 痘痘赖着不走，肺脏向你亮出黄牌——清肺热，消痘痘，百合桃花茶有良效

脸是一个人最在意的身体部位，也是最支撑门面的地方。然而，现实生活中总有很多美女帅哥们被痘痘问题困扰。痘痘不仅在他们脸上猖狂作怪，而且会留下难看的痘印，真是令人烦恼不已！那么，为什么有的人脸上总是长痘痘呢？应该如何消除痘痘呢？今天，吴教授用中医的方法和大家一起战“痘”抗“痘”来了。

脸上长痘属于皮肤问题？我们身边十有八九的人都是这样认为的。所以，很多人一旦脸上长痘，首先是去医院的皮肤科就诊，甚至去专门的皮肤病医院诊断。而实际上，一个人脸上之所以经常长痘，并不是他的皮肤生病了，而是内脏出现了问题，痘痘只是一种呈现方式罢了。它在提醒大家，要好好关心一下我们的脏腑了。

中医认为，“肺主皮毛”。也就是说，我们人体需要通过肺的宣发肃降功能，使气血津液布散到全身各处。一旦肺脏功能失常，就会导致皮肤干燥无光泽、面容苍白憔悴等。比如，当一个人肺中热火过盛时，脸上就会长痘痘，如果面部的痘痘久治不愈，总是赖着不走，更说明肺已经向你亮了黄牌，清除肺热已是迫在眉睫的事情了。

我在这里说了这么多关于肺的知识，只是想给大家强调一件事，痘痘问题并不是单纯的皮肤病，而是由于肺热过盛才导致痘痘滋生。所以，你要想祛痘，首要任务就是清除肺热。

那么，清除肺热有哪些办法呢？这就需要运动和饮食结合治疗。比如，上午7～9时肺经功能最强，我们可以在这时段做一做有氧运动，以增强我们的肺功能。而晚上9～11时是肺经最弱的时候，也是肺功能不好的人咳嗽最严重的时候，这个时候我们要让肺脏多休养。另外，从饮食上来说，要想清除肺热就需要多吃莲藕、银耳、山药、芝麻等滋补润肺食物。如果同时能够结合百合、灵芝、杏仁、桑叶等中药进行茶疗，清除肺热的作用会更好，因为茶疗不仅能够轻松消除脸上的痘痘，而且可以使面部皮肤更光亮润滑富有弹性。比如，在我给病人清肺热祛痘时，推荐最多、功效最好的茶疗方就是百合桃花茶。

• 清肺热、祛痘痘——百合桃花茶有良效

百合不仅是一种深受大众欣赏的世界名花，而且具有极高的食用价值和药用作用。中医认为，百合性微寒味甘，归肺、心二经，具有润肺止咳、清心安神等功效，而且百合中富含黏液质和维生素，可以促进皮肤新陈代谢，具有一定的美容功效。而百合桃

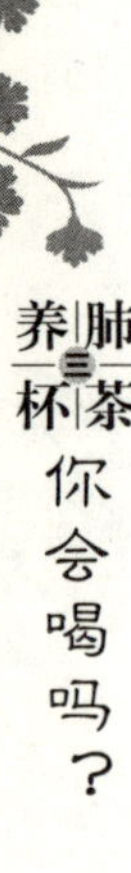

花茶中的桃花，自古就被誉为美容养颜之花，可增强面部细胞的活力，具有活血悦肤作用，能够使人面色红润，皮肤光泽洁白，美如桃花。

听到百合桃花茶具有如此强大的养颜功效，不少朋友迫不及待想知道这款茶的泡制方法。别急，我这就给大家详细介绍一下百合桃花茶的泡制工序。首先准备干桃花3克、百合10克；然后将桃花、百合去杂质、洗净；接着将桃花、百合放入锅中，加入适量清水浸泡30分钟左右，开火煮沸，温度适宜时代茶饮用。在这个茶方中，百合与桃花配伍不仅具有润肺清热、清心安神功效，而且具有美容养颜作用。若能长期饮用百合桃花茶，不仅能够消除肺火引起的痘痘，而且可以治愈肝气郁滞引起的粉刺、痤疮等皮肤病症，使肌肤变得光滑亮洁富有活力。

祛痘三杯茶

◇1. 双花祛痘茶

【原料】连翘10克，金银花5克，菊花15克，蜂蜜适量。

【制法】将前3味茶料洗净，放入锅中，用水煎煮；用茶漏滤取茶汁，加适量蜂蜜。

【用法】不拘时代茶饮，每日1剂。

【功效】清热解毒、杀菌、祛青春痘等，尤其适合女性饮用。

【主治】青春痘、暗疮、粉刺。

◇2. 芦荟苹果饮

【原料】新鲜芦荟500克，苹果250克，鲜柠檬500克，麦芽糖100克，冰糖100克。

【制法】准备一个干净的玻璃瓶，放入锅中用清水煮开5分钟，捞出晒干后备用；将新鲜芦荟洗净，在两个侧边各切一刀，去掉尖刺，放入开水中泡10分钟；用刀横着削去外层的绿皮，将里面的透明果肉切丁；将柠檬榨汁备用；将苹果切成小块。把苹果和芦荟一起放入锅中煮开，转小火慢熬，加入麦芽糖和冰糖，用勺子搅拌，大约熬20分钟，放入柠檬汁搅匀；再熬几分钟，一直熬成黏稠酱状，关火，自然冷却。装入消毒过的玻璃瓶中，放冰箱冷藏。

【用法】每次取两大勺，放入随身携带的水杯中，加纯净水稀释后饮用。

【功效】排毒、清肠、清肝火、清胃火、润喉、防斑、防痘。

【主治】便秘、声音嘶哑、长斑、长痘等。

◇3. 枇杷桑竹茶

【原料】枇杷叶15克，桑叶15克，竹叶15克。

【制法】将以上3味茶料洗净，加水共煎汤，去渣取汁。

【用法】代茶饮，每日2次。

【功效】清热宣肺、清肝明目、和胃降气。

【主治】青春痘。

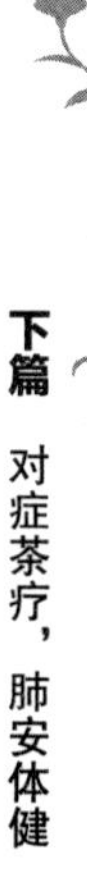

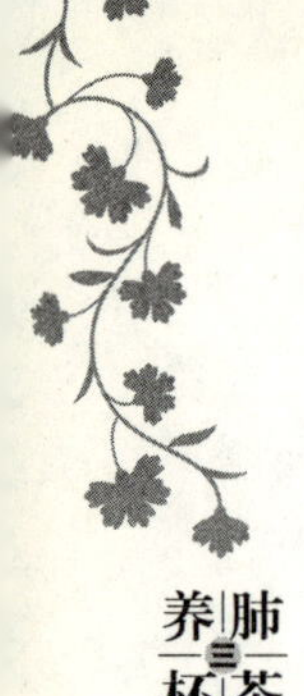

第四节 不必花大钱，和皱纹说拜拜
——黄芪枸杞茶，滋阴润肺祛皱纹

对于女人来说，时间是一个很敏感的词。随着时光流逝，身体逐渐衰老，昔日的青春美丽更是不复存在。衰老，的确是一件令女人万分恐慌的事情。那么，女人应该如何来延缓身体尤其是面部肌肤的衰老呢？今天，就请吴教授给我们介绍几款滋阴除皱茶方，让你不必花大钱，就可以轻松和皱纹说拜拜！

女人一生中最怕失去两种东西，一种是爱情，还有一种就是容颜。爱情这东西嘛，是要靠缘分的，需要男女双方相互配合，我们女人无法做到自己一个人说了算。那么，容颜呢？容颜美丽当然是我们女人自己可以做主的事情了！

为保持永久的美丽容颜，哪个女人的化妆包中不是装满了瓶瓶罐罐？哪个女人不曾为自己脸上逐渐爬满的皱纹伤尽脑筋。甚至很多女人为容颜不老，在大大小小的美容院中一掷千金也在所不惜。而从中医养生的角度来说，女人们这种为美丽而不惜重金的行为是愚蠢的，是物无所值的。从女人的生理特点上分析，化妆品对女人的容颜只能起到表面的、临时的作用，而女人真正的好容颜除与化妆品稍有关系外，更与自身的内在调理息息相关。也就是说，一个真正美丽的女人，她不仅要具有漂亮的脸蛋、高雅的气质，更需要有健康的体魄和白里透红的肤色。

关于外调与内养，明代名医龚廷贤说："善养生者，养内；不善养生者，养外。"所以，女人要想拥有好气色，要想使自己美丽永驻，还需要从内养上下功夫。当你把自己的身体调理好了，身体中的养分也就充足了，这个时候气血自然会充盈于面部，达到以内养外，内外兼顾的养颜效果。而内养最重要的就是食疗。也就是说食物中的营养物质经过肠胃消化吸收，转化成能够濡养滋润肌肤的物质，以保证女人的肌肤美丽。

那么，又有哪些食物具有美容养颜功效呢？比如，百合、银耳、红枣、山药、红豆、薏米、胡萝卜等食物都具有滋阴润肺美容养颜作用，另外药茶中的黄芪、枸杞子、西洋参、芦荟等也具有润肤除皱、美颜祛斑等功效。在这里，我主要给大家介绍一款具有滋阴祛皱功效的茶方——黄芪红枣枸杞茶。

• 黄芪红枣枸杞茶——滋阴润肺祛皱

从中医药性上来分析，黄芪味甘性温，为"补药之长"，具有补肺、泄肺火、实皮毛等作用；枸杞子具有滋阴润肺、保肝明目、助消化等作用；红枣可以补气血、保养心脏，促进机体的血液循环。

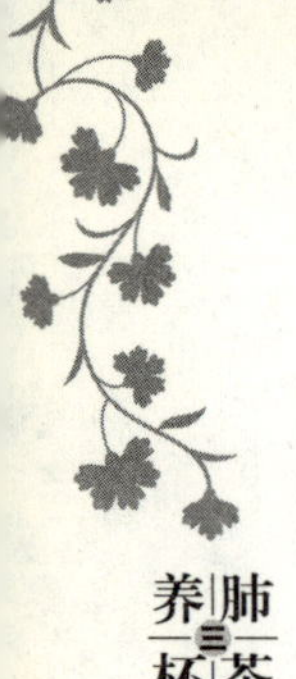

那么，黄芪红枣枸杞茶究竟如何制作呢？我在这里给大家介绍一下这款茶的泡制方法：准备黄芪15克、枸杞子15克、红枣6枚；将枸杞子、黄芪、红枣洗净；锅中放适量水，烧开后调中火，将以上茶料放入锅中，煎煮1小时左右，去渣取汁饮用。黄芪红枣枸杞茶味道浓厚，很耐冲泡，饮完后可以续水数次，直到茶味变淡，最后将药渣中的红枣、枸杞子拣出来吃掉。黄芪红枣枸杞茶不仅是女性朋友最有效的美容养颜茶方，而且具有补血益气、强身健体等功效，适合体质虚弱的人群长期饮用。

去皱纹三杯茶

◇1. 珍珠养颜茶

【原料】珍珠粉1克，绿茶3克。

【制法】将珍珠加工成极细的粉末；将茶叶装入绢制药袋中，扎口；茶叶袋和珍珠粉共同放入有盖的杯子中，以沸水适量冲泡，加盖浸泡10分钟。

【用法】代茶频饮，可续冲3～5次。每隔5日继续此法饮茶。

【功效】养血安神、润肤悦颜。

【主治】面色无华，皮肤皱纹多、心悸失眠等。

◇2. 玉竹洋参茶

【原料】玉竹15克，西洋参10克，郁金10克，白芷10克，蜂蜜适量。

【制法】将前4味茶料洗净，放入锅中煎煮，用茶漏滤取药汁，加适量蜂蜜。

【用法】代茶频饮，每日1剂。

【功效】美白肌肤、祛斑除皱。

【主治】皮肤黯淡无华、皱纹多、无弹性、有色斑等。

◇3. 芦荟茶

【原料】干芦荟叶5克，绿茶2克，蜂蜜15克。

【制法】将干芦荟切碎，和绿茶一同放入有盖的水杯中，以沸水适量冲泡，加盖浸泡5分钟，加适量蜂蜜。

【用法】代茶频饮，可续冲泡3~5次。

【功效】美容护肤、除皱、清热通便等。

【主治】面容憔悴、皮肤粗糙无弹性、皱纹多、大便干结等症。

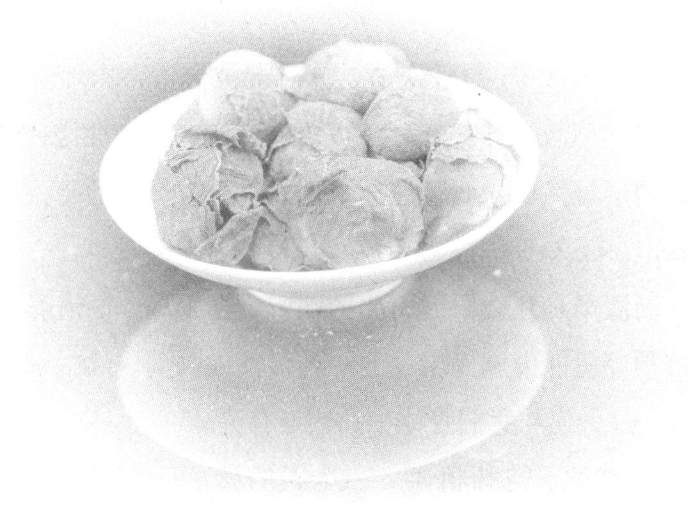

第五节　恼人的酒渣鼻，原来是肺热作怪
——肺热酒渣鼻，青叶清热茶能改善

说起酒渣鼻，大家并不陌生，也就是我们经常说的“红鼻子”。这种病症严重影响着一个人的面子形象，而且会给我们的工作、生活带来很多困扰。那么，酒渣鼻是怎么形成的呢？有没有什么偏方可治它呢？今天，我们就请吴教授给大家聊一聊酒渣鼻的茶疗方法。

酒渣鼻，又称酒糟鼻、红鼻子或玫瑰痤疮。一旦被这种病症缠身，不但影响形象美观，而且瘙痒难忍。最令人烦恼的是，这种病总是反复发作，经久不愈。

那么，酒渣鼻是什么原因引起的呢？确切来说，酒渣鼻是一种因血管舒缩神经机能失调而出现的一种慢性皮肤病。从中医的角度来解释的话，这种病与我们身体中的热毒有关。

我们都知道鼻子与肺相通，一个人的鼻子里有热毒，说明他的肺里有热，所以说酒渣鼻的病根在于肺热。如果大家还不明白的话，我不妨打个比方，肺热就好比燃烧着的煤气灶，鼻子就好比煤气灶上水壶中的水，只要煤气燃烧着，水壶中水的热度就不可能降下来。其实，我们的鼻子也不想每天红肿肿的，可是它又有什么办法呢？肺是鼻子的主人，既然肺中有热，鼻子也只能每天在火热中承受煎熬之苦了。从中医理论上来说，酒渣鼻是因为肺胃有热、肝气郁结，肺热容易上蕴于面部。所以，治疗酒渣鼻的首要任务就是清肺热，只要我们把肺这个煤气灶关掉了，炉子上的水自然就会凉下来，酒渣鼻症状也就治愈了。

我遇到过一个患酒渣鼻的女孩。这女孩大概有二十五六岁的样子。当时她一走进我的门诊，最扎眼的就是她那又红又亮的鼻头，在灯光的映衬下尤其明显。据女孩自己说，她患酒渣鼻已经有五六年的时间了，在这期间她去医院皮肤科诊治过，试过小偏方，也用过很多药用化妆品，常常是刚开始稍微有些效果，但一段时间之后又是旧病复发。

在开方子之前，我对女孩说："酒渣鼻属于难缠病症，需要用中药进行调理，不过中药的味道比较怪异，非常难喝，你能坚持吗？"女孩坚定地说："能。只要能把我的病治好，再难喝的药我都能喝。"于是我就给她开了个青叶清热茶方。女孩坚持喝了一个月左右，酒渣鼻果然改善了。后来她又坚持喝了一段时间，酒渣鼻症状逐渐消失。

在座的各位朋友，你们身边有没有酒渣鼻患者？为给患酒渣鼻的朋友解除烦恼，我今天在这里公布一下青叶清热茶的配制方法：首先准备板蓝根20克，大青叶20克，菊花12克，金银花12克，冰糖适量；将板蓝根、大青叶、菊花、金银花清洗干净，放入茶杯中，以1200毫升的沸水冲泡，放置10分钟，去渣取汁，加入适量冰糖饮用。

本茶具有清热解毒、润肺凉血等功效，其对酒渣鼻具有良好疗效。

清肺热治酒渣鼻三杯茶

◇1. 荆芥防风茶

【原料】荆芥穗120克，防风30克，甜杏仁（去皮尖）30克，白蒺藜（炒去刺）30克，僵蚕（炒）30克，炙甘草30克，茶叶适量。

【制法】将以上7味茶料共同研成细末，分装成茶包，每包9克；将茶包放入茶杯中，以适量沸水冲泡，加盖浸泡10分钟。

【用法】代茶频饮，每日2包。

【功效】祛风散寒、和中化湿、解酒毒。

【主治】酒渣鼻。

◇2. 天冬侧柏茶

【原料】天门冬（去心）100克，侧柏叶100克，上好绿茶100克。

【制法】将以上3味茶料分别研成末，混合均匀装入瓶子中；每次取6克，放入茶杯中以沸水适量冲泡，加盖焖放片刻。

【用法】代茶饮，每日5～7次，连续饮用30天。

【功效】清热、养阴、凉血、止血。

【主治】酒渣鼻。

◇3. 参菊薏米茶

【原料】丹参15克，野菊花15克，薏米30克。

【制法】将以上3味茶料共同煎汤，去渣取汁。

【用法】代茶频饮，每日1剂。

【功效】行气活血、利尿消肿等。

【主治】酒渣鼻。